THE POCKET GUIDE TO CRITICAL APPRAISAL
Iain K. Crombie

医療専門職のための
研究論文の読み方
批判的吟味がわかるポケットガイド

イアン・K・クロンビー 著
津富 宏 訳

金剛出版

The Pocket Guide to Critical Appraisal :

A Handbook for Health Care Professionals

by

IAIN K. CROMBIE

Copyright © BMJ Publishing Group 1996

Japanese translation rights arranged with Blackwell Publishing Ltd., Oxford
through Japan UNI Agency, Inc., Tokyo.

『医療専門職のための研究論文の読み方 批判的吟味がわかるポケットガイド』を推奨します

　Evidence-Based Medicine（EBM：根拠に基づく医療，エビデンスに基づく医療）が日本に紹介されて10年以上が経過した。その間，医療費削減のためのお題目にされたり，個性無視の医療の代名詞にされたり，はてはエキスパートたちが自分の主観的意見を主張するための看板に使われたりもしている。

　しかし，EBMの本態は一人一人の患者様に最も適合する診断，治療，予後予測を可能にするように最適（最もその患者様に当てはまりやすく，かつ科学的に正しいと考えられる）グループデータを利用するための方法である（Furukawa, Guyatt & Griffith, 2002）。EBMはまだまだ発展途上にあり，医学界が人類の健康ないし疾病について最適なデータを提供できる仕組みができるように年々工夫が積み重ねられている（Furukawa, Jaeschke, Cook, et al, in press）。

　本書はこのうち，「科学的に正しい」かどうかを見分ける具体的な方法，すなわち批判的吟味（critical appraisal）の方法をコンパクトにまとめた手引き書である。

本書が最も優れているのは批判的吟味のチェックポイントを「本質的な問い」と「具体的な問い」に分け，忙しい臨床家でもそれこそポケットに入れた本書を参照しながら進めることができるように構成されている点である。また，解説が要を得ているので，忙しい臨床家だけではなく，人間に関する介入についての根拠，エビデンスを見極めたいという人々にとって非常に良い導きになるであろう。

　本書を契機に，医学界のみならず人間に介入する職種のすべてで，対象者に最も適合しかつ科学的に正しいデータに基づく介入が評価され，また導入されるようになることを願っている。

名古屋市立大学大学院医学研究科 精神・認知・行動医学分野教授

古川壽亮

文　献

- Furukawa TA, Guyatt GH & Griffith LE (2002) Can We Individualize the Number Needed to Treat ? : An Empirical Study of Summary Effect Measures in Meta-analyses. International Journal of Epidemiology, 31 ; 72-76.
- Furukawa TA, Jaeschke R, Cook D & Guyatt GH (in press) Measurement of Patients' Discomfort, Distress and Disability : In Users' Guides to the Medical Literature (2nd ed.). (eds Guyatt GH & Drummond R). AMA Press. Chicago.

序　　文

　この本は，医学が，エビデンスに基づく方向へと向かいつつあるなか，医療専門職のニーズに応えるために書かれた。この本を書こうという考えは，医学文献を解釈するのが難しいという大学院生との議論から生まれた。彼らのニーズは，批判的吟味の基準を説明した薄い本があれば満たされるということがすぐに明らかとなった。

　この本は，前半・後半部からなっている。最初の5章は，論文をいかに読むべきか，結果をいかに解釈すべきかを述べて，批判的吟味への導入を図る。経験を積んだ研究者は，これらの章を読む必要はない。残りの6章は，批判的吟味のための，注釈付きのチェックリストを提供する。最初の，第6章は，用いられている研究手法にかかわらず，どんな研究についても尋ねるべき，一般的な問いを示す。第7章以下の章は，研究手法ごとに，個々の研究手法に特有の問いを説明する。読者の便を図るため，これらの章の最後には，第6章に示す一般的な問いと，各章の研究手法に特有の問いを合わせたチェックリストを示す。

　この本は，簡単に使えるように書かれている。可能な限

り専門用語を避け，評価の基準について説明はするものの正当化したりはしない。一つひとつのチェックリストについて，相応の説明をするには，より大部で手に入りにくい書物が必要となる。この本を，ポケットに入るガイドブックのサイズにするために，質的研究，医療経済学，診療評価，決定分析，スクリーニング・テストといった，評価にまつわるその他のトピックは扱わなかった。こうしたトピックを含めるべきだともいえるが，すべてのトピックを含めてしまうと厚さが2倍になってしまう。この本に載せたチェックリストが有用であることを期待している。

謝　辞

　私の同僚であり友人である，Huw Davies が私にこの本を書くよう励ましてくれた。また，原稿に建設的なコメントをくれた，Fiona Williams, Linda Irvine, Beth Alder, Gordon McLaren, Jane Knight, Charles Florey といった同僚もいる。「それじゃうまくいかないと思うわ」という厳しいコメントでぐっと文章をよくしてくれた Janet Tucker には特別に感謝したい。チェックリストは，私自身の研究実践と論文審査の経験に基づき作成したものであるが，この文章を書くにあたって，過去に公表されたチェックリストとくらべることにより，より網羅的になり改善された。私は，こうした過去のチェックリストの著者に，私が多くを負っていることを感謝している。この本の準備にあたっては，スコットランド内務医療省の支援を受けた。

目　　次

古川壽亮『医療専門職のための研究論文の読み方——批判的吟味がわかるポケットガイド』を推奨します　iii
序文　v
謝辞　vii

第1章　批判的吟味への導入……1

なぜ読むかを明確にする◆3／どんな情報が必要かをしぼっておく◆4／テーマに関連した文献を見つける◆5／論文を批判的に吟味する◆5

第2章　論文を読む際にもつべき問い……7

そもそも読むべき論文か——論文のタイトルと要旨◆9／なぜ研究が行なわれたか——「はじめに」◆10／どのように研究が行なわれたか——方法◆10／何が分かったのか——結果◆11／知見の意義は何か——要旨／考察◆13／その他，興味を引く点はないか——「はじめに」／考察◆14

第3章　研究方法を見分ける……15

サーベイ◆18／コホート研究◆20／臨床試験◆22／ケース・コントロール研究◆24

第4章　結果の解釈……27

統計的有意性◆29／分析の落とし穴◆36

第5章　チェックリストへの招待……43

欠陥の評価 ◆46 ／最良のケース／最悪なケース／ありえそうなケース ◆48

第6章　吟味のための標準的な問い……51

目的を明確に述べているか ◆53 ／サンプル・サイズは正当か ◆54 ／測定に妥当性と信頼性がありそうか ◆55 ／統計手法を記述しているか ◆56 ／研究中，予期せぬできごとが発生しなかったか ◆57 ／基本的なデータを適切に記述しているか ◆58 ／数字はつじつまが合うか ◆59 ／統計的有意性を判定しているか ◆59 ／主たる知見は何を意味するのか ◆60 ／有意でない知見をどのように解釈しているか ◆62 ／重要な効果を見過ごしていないか ◆62 ／結果は先行研究とくらべてどうか ◆63 ／自分の実務にとって，研究結果はどのような意義があるか ◆64

第7章　サーベイを批判的に吟味する……65

本質的な問い ◆67 ／具体的な問い ◆68 ／本質的な問いの説明 ◆68 ／具体的な問いの説明 ◆71 ／サーベイの吟味のための完全なリスト ◆75

第8章　コホート研究の吟味……77

本質的な問い ◆79 ／具体的な問い ◆80 ／本質的な問いの説明 ◆80 ／具体的な問いの説明 ◆83 ／コホート研究の吟味のための完全なリスト ◆89

第9章　臨床試験の吟味……91

本質的な問い ◆93 ／具体的な問い ◆93 ／本質的な問いの説明 ◆95 ／具体的な問いの説明 ◆97 ／臨床試験の吟

味のための完全なリスト ◆ 104

第10章　ケース・コントロール研究の吟味……107

本質的な問い ◆ 109 ／具体的な問い ◆ 110 ／本質的な問いの説明 ◆ 110 ／具体的問いの論拠 ◆ 114 ／ケース・コントロール研究の吟味のための完全なリスト ◆ 118

第11章　レビュー論文の吟味……121

本質的な問い ◆ 123 ／具体的な問い ◆ 124 ／本質的な問いの説明 ◆ 124 ／具体的な問いの説明 ◆ 128 ／レビュー論文の吟味のための完全なリスト ◆ 133

訳者あとがき　135
さくいん　141

第1章

批判的吟味への導入

第1章 批判的吟味への導入

　医学文献の量は膨大であり，急速に膨れ上がっている。図書館に出かけても，あまりにもたくさんの論文を渡されることになって，疲れきってしまう。読めば読んだで，それぞれの論文には，興味深い論文が引用されているから，さらに論文を次々と探すことになる。こんなふうに，論文を読もうとすると知りたいことを深く追求しすぎて深みにはまってしまうという危険がある。この危険な道へ進まないためには，論文を読むにあたって，論文を読むのにかけた時間分の元がとれるように，あらかじめ注意深く計画しておかなければならない。自分の論文の読み方をきちんとコントロールしておくには，以下のステップをはっきりさせておかなければならない。

・なぜ読むかを明確にする
・どんな情報が必要かをしぼっておく
・テーマに関連した文献を見つける
・見つけた論文を批判的に吟味する

なぜ読むかを明確にする

　医療専門職が文献を読むのには，いろいろな理由がある。たとえば，最新の研究を知っておくため，具体的な臨床上の問いに対する答えを見つけるため，研究上の関心を追究するためなどである。理由が異なれば，文献検索の仕方も

異なる。専門分野の進展に遅れをとらないためには主要ジャーナルの最新号に目を通せばよい。具体的な臨床上の問題は，新しい，質の高い研究を読むことによって答えることができる。一方で，研究上の関心を追究するには，先行研究の有無を確認するため，徹底的にコンピュータによる文献検索を行なう必要がある。このように，なぜ読むかにはいろいろな理由があるので，図書館を訪ねるのは，なぜ読むかを明確にしてからにすべきである。

どんな情報が必要かをしぼっておく

何を知りたいかを明確にすることによって，必要な情報の量が分かる。教科書やレビュー論文を見れば，答えが分かる疑問もたくさんある。しかし，教科書やレビュー論文は，最新の研究を含んでいないし，根拠にしている研究ほど詳しくはない。そこで，読者は，「どんなタイプの文献が必要なのか」，「どのくらい詳しい情報が必要なのか」，「どのくらい幅広く調べたいのか」，「どのくらいの過去までさかのぼって調べたいのか」といった問いへの答えをもっていなければならない。なぜ読むかが明確にされていれば，これらの問いに答えることができる。

テーマに関連した文献を見つける

何を知りたいかが分かったら，次は，どのようにしてその情報を苦労せずに手に入れるのかという問題にぶつかる。雑誌に目を通す以外にも，文献を見つけるにはいろいろな方法がある。*Index Medicus* といった索引ジャーナルや *Current Contents* のような抄録誌（訳注：日本では『医学中央雑誌』等がある），Medline を利用したコンピュータ文献検索などである。地域の図書館の司書は，どんなふうに検索をしたらよいかについて助言をくれる。論文を探し出すには，普通，いくつかの方法があるから，図書館で文献を探すには一番簡単な方法を聞くとよい。

図書館にちょっと行くだけで，何十もの論文が見つかる。その多くはあまり重要ではないから，脇によけておかなければならない。重要な論文を丁寧に読むためには，どの論文を読むかの選択が大切である。

論文を批判的に吟味する

役に立ちそうな論文を見つけたら，批判的に吟味しなければならない。その吟味をどうやってするのかが，本書のテーマである。質の悪い研究がたくさんあるので，そうした研究の主張は割り引いて受け止めなければならない。ゴ

ミみたいな情報に混じって，価値のある情報を含んだ論文もある。本書は有用な情報を容易に見つけるためのチェックリストを提供する。

第 2 章

論文を読む際にもつべき問い

研究論文は,「はじめに」(introduction), 方法 (methods), 結果 (results), 考察 (discussion) という, 4つの主要なセクションに分かれている。これら4つのセクションの重要点をまとめた, 要旨 (abstract) や要約 (summary) で始まっている論文も多い。論文を読む際には, それぞれのセクションについて, 以下の一連の問いをぶつけながら読むとよい。これらの問いをぶつけることで, それぞれのセクションがもっている重要な情報を引き出すことができ, 研究の質を評価することもできる。これらの問いとは――

・そもそも読むべき論文か
・なぜ研究が行なわれたか
・どのように研究が行なわれたか
・何が分かったのか
・知見の意義は何か
・その他, 興味を引く点はないか

そもそも読むべき論文か
――論文のタイトルと要旨

　その論文が読むに値するかどうかを一目で判断するには, 論文のタイトルと要旨を読めばよい。論文のテーマが必要な情報とどのくらい関連しているのか, そして論文の結果がどの程度興味深いものとなりうるのかが分かる。また, 要旨を読めば, 研究がどの程度きちんと行なわれたの

かを一応知ることができる。

なぜ研究が行なわれたか——「はじめに」

「はじめに」の主な目的は，研究の背景を提供し，なぜその研究が行なわれたのかを示すことである。この目的を果たすために，「はじめに」は，先行研究を簡潔にレビューすることによって，現時点で何が私たちの知識から欠けているかを明確にする。また，「はじめに」は，そのトピックの臨床的重要性を，死亡率，罹患率，医療サービスのコストで表わすことによって，なぜ早急に，この知識の欠落を埋めなければならないかを示す。

「はじめに」は，研究目的を明確に述べることによって，締めくくられなければならない。研究目的は，検証すべき仮説，ないし，答えるべき質問として表現される。研究目的が述べられていないということは，著者自身が，何を知りたいのかについて，はっきりと理解していないことを意味している。著者自身が理解していないのであれば，興味深い知見が得られているとは考えにくい。

どのように研究が行なわれたか——方法

方法のセクションは，研究が行なわれた過程の詳細を示す。このセクションは，通常，簡潔で，より厳密な説明は，

参考文献に委ねられる。簡潔ではあるものの、研究対象が誰であり、どのように集められたか（たとえば、どの病院の患者か、診断基準は何か、どの年齢・性別グループが含まれているか）に関しては、十分な情報を与えなければならない。この情報なしに、知見を、どの程度一般化しうるかを知ることはできない。

読者が、収集されたデータが正確であるかどうかを判断できるように、十分な詳細が示されるべきである。測定が行なわれたら、測定が行なわれた状況と、測定手順を標準化するために用いられた手段も記述されるべきである。すべての質問紙の構造も示されるべきであり、その妥当性と信頼性がいかに検証されたかについても言及されるべきである。方法のセクションにおける情報は、この論文の質に関する重要な手がかりを提供する。最後に、方法のセクションは、どんな統計手法を分析に用いたのかを示さなければならない。

何が分かったのか――結果

結果のセクションは、研究の主たる知見を図表で示し、これを本文で説明する。データは、とても素朴な観察から、必要であれば、より複雑な分析へと、論理的に順を追って示されなければならない。本文を読むことで、データを一通り理解し、どの知見が強調されているかが分かる。結果

のセクションが行き当たりばったりに示されていると，理解しづらいし，そもそも十分な分析が行なわれなかった可能性がある。

　結果のセクションの文章は，著者が，何を重要と考えているかを示すものの，著者の見方が唯一の見方ではない。著者も誤っていることがあるので，読者は，その研究の知見が何であるかを，自分自身で判断しなければならない。また，結果が，研究目的を達成しているかどうかを確認することも大切である。「はじめに」で示された研究目的が，結果のセクションで取り扱われていないときには，多くの疑問が浮かんでくる。なぜその研究目的が取り扱われなかったのか，ただの見落としか，適切なデータが収集されなかったのか，あるいは，何らかの理由で，得られた知見が著者にとって受け入れがたいものであったのか。研究目的が取り扱われていない場合には，論文全体に対する疑いが生まれる。

　もう一つ，「分析結果は表2に示された」というような表現で終わってしまい説明を加えていない場合も，危険信号である。これは，著者がその知見が実際に何を意味しているかについて追究していないことを意味している。著者が，自分自身のデータを解釈する関心をもっていないということは，研究を適切に設計し実施する意欲をもっていないということを示している。

　結果を解釈する部分では，読者は，研究の問題点および

矛盾点を探すべきである。間違いのない研究はない。大事なのは，どの程度間違っているかということである。小さく無視できる間違いも多いが，主たる知見自体を揺るがしてしまう間違いもある。批判的吟味とは，単に間違いを見つけることではない。間違いの与えうる影響の大きさこそ，吟味の対象である。このような吟味を行なってこそ，結果が実際に何を意味しているのかを判断できる。

知見の意義は何か——要旨／考察

　研究の価値は，通常，その知見が他の日時や他の場所にまでどの程度一般化できるかにある。研究が実施された診療所にとってのみ意味のある研究には，はっきりいって読む価値がない。研究がどんな意義をもつかは考察のセクションで検討されるべきである。要旨を読めば，考察の要約が分かることも多い。

　知見がどんな意義をもっているかを決めるのは，ほとんど主観的なプロセスであるから，注意して行なわれなければならない。私たちはみな，自分の研究が，地球を揺るがすような価値をもっていると考えたいものである。だから，著者が自分自身の研究結果を解釈する際には，必ずしも公正でないことに驚いてはならない。知見の意義を査定するには，以下の質問をしなければならない。新しい点は何か，医療にとってどんな意味があるか，私の患者に関係がある

か，である．得られた知見を，その他の研究から得られた知見と比較して不一致があれば，その不一致を追究しなければならない．医療専門職にとって重要な問いは，その知見を活用して，現行の臨床実務を変える必要があるかどうかである．この問いに答えるのは，第6章から第11章に掲げたチェックリストを検討してからにしよう．

その他，興味を引く点はないか ——「はじめに」／考察

結果だけが，論文に含まれる唯一の興味深い特徴であるとはいえない．「はじめに」や考察が，有益な参考文献を引用しているかもしれない．また，これらのセクションが，重要だったり，目新しかったりする見解を論じていることもある．したがって，たとえ結果がつまらなくても，論文を読む価値はある．批判的吟味は，ただの間違い探しではない．価値のある情報を識別するために論文を検討する過程である．

第 **3** 章

研究方法を見分ける

第3章 研究方法を見分ける

　批判的吟味のための基準の多くは，すべての研究方法に適用できる。しかし，一つの研究方法にしか適用できない基準もある。だからこそ，詳細なチェックリストを使用するにあたっては，その論文で用いられている研究方法が何であるかを見分けることが必要である。本章では，研究方法を見分けられるよう，研究方法のアウトラインは示すが，研究方法を見分けるために必要となる以上に詳細な情報を与えることになるので，研究方法の定義を示すことはしない。その代わりに，ある研究方法が使われているとき，読者がそれを見分けるのにこれだけは必要だという情報を示す。

　それぞれの研究方法には特有のキーワードがいくつかあるので，これらのキーワードに着目すると，研究方法を見分けることができる。あいにく，これらのキーワードを，研究方法と無関係に使っている著者もいるため，本文中にそのキーワードがあったとしても，ただちに研究方法が識別できるわけではない。このような場合，用いられている研究方法を確かめるには，研究がどのように行なわれたのかを詳細に調べるしかない。とはいえ，著者がキーワードを誤用していない限り，たいていの場合，研究方法を見分けるのは簡単な作業である。

サーベイ

　サーベイは,「現状がどうなっているのか」を記述するために用いる。個々人からなるサンプルを確定したら,一人ひとりについてのデータをほぼ同じ時点で得る。研究対象のサンプルは一般母集団から得られることもあれば,きわめて特殊であることもある。たとえば,サーベイは,一般母集団における血清コレステロールの水準を確定するためにも実施できるし,妊娠中の女性や理学療法士,65歳から90歳までの年齢の人といった特定グループの研究にも用いることができる。サーベイは,消火器やストレッチャーといった命のない物体に対してさえ,行なうことができる。

本質的な特徴

　サーベイは,原則として,関心対象のグループのメンバーの完全なリストを得ることから始まる。次いで,このリストから,個々人のサンプルを,その後の研究のために選択する。この選択は（手当たりしだいでなく）ランダム（無作為）に実施するため,各個人は選ばれる機会を等しくもつ。実際には,グループのメンバーの完全なリストは入手不可能なこともあるので,その際は考えうる限りの代替策を用いることもある。とはいえ,全体のプロセスとしては,

第3章 研究方法を見分ける

ただ一つの目的——代表的なサンプルを得るためにランダム・サンプリングを用いる——を達成すべきである。そして抽出された個人の現状についてデータを収集する。

複雑な問題

ほとんどのサーベイには，統制群あるいは比較群がない。よって，統制群や比較群を含む研究は，通常はサーベイではない。ただし，サーベイの分析において，サンプルの一部のサブグループを，他のサブグループと比較することはありうる（たとえば，男性対女性あるいは老人対若者という比較）。これは，比較ではあるが，一方のグループが他方のグループに対する統制群であるという意味ではない。対象者は同じ時点で選択されてサンプルとなり，そのサンプル内で比較がなされる。

見分けるためのキーワード

サーベイ（*survey*）という用語が用いられていれば，その研究はサーベイであるはずだが，実際にはコホート研究であるのに，サーベイという用語が誤って使われていることもある。**横断的**（*cross-sectional*）という用語は，他の研究方法ではほとんど使われていないため，サーベイを見分けるのに役立つ。**サンプル**（*sample*）や**ランダム・サンプル**（*random sample*）という言葉は，他の研究デザインの記述においても頻繁に見られるため，サーベイを見分

けるための参考にはならない。サンプリングには，**層化**（*stratified*），**クラスター**（*cluster*），**系統的**（*systematic*）という用語で表わされるさまざまな方法がある。これらの用語は，臨床試験で使用されることのある「層化」という用語を除いて，他の研究方法ではほとんど使われていないので，サーベイを見分けるのに役立つ。

コホート研究

　コホート研究は，「患者に何が起きるのか」を知るために用いられる。たとえば，コホート研究を用いることにより，急性の背痛の患者が回復するのにどのくらいの期間がかかるかを調べたり，また，消化性潰瘍の自然史を観察したりすることができる。トピックが何であれ，個々人からなるグループを同定し，どんなできごとがそのグループに生じるかを調べるために観察を行なう。コホート研究は，統制群あるいは比較群を含むこともある。これらのグループを，ほぼ同じ時点で同定し，およそ同じ期間，追跡調査をする。ただし，統制群をもつことはコホート研究の本質的な特徴ではなく，多くのコホート研究は統制群をもたない。

　本質的な特徴

　コホート研究の特徴は，時間という要素であり，コホー

ト研究において時間は前向きに経過する。一群の個々人をある時点で同定し，彼らに何が生じるかを確定するために，その後のある時点まで追跡を行なう。時間の方向はつねに前向きである。個人をある時点で選択し，彼らがそれ以前にどうであったかを知るために過去に向かってさかのぼる研究はコホート研究ではない。

複雑な問題

コホート研究とは，一群の患者を同定し，未来に向かって彼らを追跡調査する研究であると思われがちだが，過去のある時点で一群の患者を同定し，現在に向かって彼らを追跡調査するコホート研究もある。このような研究は，一見，時間を逆向きに進んでいるように思われるが，そうではない。このような研究において，時間は患者が同定された時点から将来へと向かっているのである。

見分けるためのキーワード

コホート（*cohort*）という用語は，臨床試験においてもときどき用いられてはいるが，コホート研究を見分けるのに使われるべきである。**プロスペクティブ**（前向き：*prospective*），**フォローアップ**（追跡調査：*follow-up*），そして**アウトカム**（結果：*outcome*）という用語についても同様である。**レトロスペクティブ**（後ろ向き：*retrospective*）という用語は，過去のある一時点で一群の

患者を同定するコホート研究に使用できる。ただし，この用語はケース・コントロール研究にも使われている。

臨床試験

臨床試験は，最も簡単に見分けることのできる研究方法で，ある医療介入が他の医療介入より優れているかどうかを検証するのに用いられる。臨床試験は，医薬品の試験として記述されることが多いが，医薬品に限らず，手術，予防接種，床ずれ防止マット，衛生教育といったさまざまなタイプの医療介入について研究するためにも使うことができる。全く新しいタイプの治療法が開発された場合には，他に比較する治療法が存在しないため，プラシーボを対照として検証することができる。

本質的な特徴

臨床試験は，つねに効果を問題とする。きちんと行なわれた臨床試験の特徴は，ある病気にかかった一群の患者を同定したうえで，彼らをランダムに，新しい治療法か，現時点での最良の治療法に割り当てるというものである。臨床試験は，2つの治療法の結果に焦点を当て，いずれの治療法がより優れているのかを探究する。臨床試験は，治療の副作用にも関心を向ける。

第3章　研究方法を見分ける

複雑な問題

　コホート研究が治療効果の評価を行なうために使われることもある。このようなコホート研究では，治療を受けた患者グループを追跡調査し，何人の患者が便益を受けたかを調べる。しかし，コホート研究は治療法を評価する方法としては稚拙であり，厳しい批判を受けることがある。というのは，コホート研究では，治療法間の公正な比較が困難だからである。

　臨床試験は，2つの治療法の比較として簡便に説明される。たしかに，2つの治療法の比較であることは多いが，場合によっては3つ以上の治療法の比較であることもある。3つ以上の治療法を対象とする臨床試験も妥当な臨床試験であるが，研究とその分析はより複雑になる。

見分けるためのキーワード

　臨床試験の論文では，**有効性**（*effectiveness*），**効能**（*efficacy*），**評価**（*evaluation*）という用語や，「**価値を評価する**（*assess the value of*）」や「**アウトカムを改善する**（*improve the outcome*）」といった文言がしばしば使われている。**ダブル・ブラインド**（二重盲検法：*double blind*）や**プラシーボ・コントロール**（*placebo-controlled*）という用語は，臨床試験以外ではほとんど使われていない。患者を各治療法に**ランダム割付けをすること**（*random allocation*）が，公正な

比較にとって必要不可欠であり，したがってこの用語があるということは，その研究が臨床試験であることを示唆する（だが，**ランダム・セレクション**（*random selection*）という言葉は，サーベイを意味する場合が多い）。**アウトカム**というシンプルな用語は，臨床試験とコホート研究のどちらの方法においても用いられている。

ケース・コントロール研究

ケース・コントロール研究は，「ある個体群が他の個体群と異なる理由」を問う。ケース・コントロール研究では，何らかの病気に罹患している個体群について，その病気の原因を探求することが多い。治療についていくことができなかったり，病院の予約を守れなかったりする個体群について研究するケース・コントロール研究もある。

本質的な特徴

ケース・コントロール研究は，確定診断された病気（たとえば乳がんの女性）をもっていたり，胸部検査を受けなかったりといった特徴をもつ患者たちを選択し，その人たちの特性を，これらの特徴をもたない（が，しばしば年齢，性別，背景が似ている）統制群の特性と比較する。

複雑な問題

ケース・コントロール研究は，時間の要素をもつ。過去の事象を振り返り，現在の病気が，過去の事象によって引き起こされたのかどうかを調べる。コホート研究とケース・コントロール研究を区別するには，時間の方向性が重要である。コホート研究は未来を見，ケース・コントロール研究は過去を見る。

見分けるためのキーワード

ケース・コントロール研究を見分けるためのキーワードには，**ケース・コントロール**（*case-control*）の他，**ケース参照**（*case-referent*），**ケース・コンパレータ**（*case-comparator*），**ケース比較**（*case-comparison*）など，他にもいくつかある。臨床試験にも統制群があり，コホート研究にもしばしば統制群があるので，統制群が存在しているというのはケース・コントロール研究の決定的な特徴ではない。ケース・コントロール研究は，時間を逆向きに見るため，ときどき**後ろ向き（レトロスペクティブ）研究**（*retrospective study*）とも呼ばれるが，この用語はコホート研究にも使われる。

第4章

結果の解釈

論文で示された結果を解釈するには,批判的吟味を行なう能力をフルに活用しなければならない。一つひとつの図表を読む際に,「この結果はいったい何を意味するのか」と考えるべきである。「注意!」が合言葉である。値が大きく,刺激的で,予期せぬ結果というのは極めてまれで,誤った研究や誤解を招く知見のほうがずっと多い。結果を検討する際には,有意性の吟味や,分析中の落とし穴のチェックを注意深く行なわなければならない。本章では,結果を解釈するための,基本的な考え方を紹介する。

統計的有意性

かつては,主たる知見を記述し説明した表とグラフを示すだけの論文もあった。現在では,研究論文が,統計的検定によって結果の統計的有意性を評価するのは当然のこととなっている。統計的検定が必要とされるのは,偶然の作用(play of chance)はどこにでもあるからである。

偶然の作用

研究のために患者のグループを選ぶときや測定をするときには,偶然が作用して結果に影響を与える可能性がつねにある。偶然の作用の影響は,サンプルが小さいときに最も顕著である。10人の新生児をサンプルとして選んだとしよう。およそ半分は女の子であろうと期待はするものの,

女の子が7人で，男の子が3人だけであったとしても誰も驚かないだろう。もう一度，サンプルを選んだとき，女の子が4人で，男の子が6人であっても，やはり誰も驚かないだろう。サンプルが大きければ男の子と女の子がおよそ等しい人数となることが期待されるが，小さなサンプルでは偶然の作用のせいで男女比が1対1に分かれることはめったにない。

　偶然の作用の影響は，医学研究ではどこにでも見られる。臨床試験において2つの治療法を比較するとしよう。患者をランダムに2つのグループに割り当てる。ランダム化によって，2つのグループ間の系統的な差（systematic differences）は防げるが，偶然によって生じる差は防げない。たとえば，片方の治療グループに重病の患者がわずかに多く割り当てられてしまうと，実際には2つの治療法の間には差がないにもかかわらず，一見，差があるように見えてしまうことがある。実際，臨床試験において2つのグループが全く同じであることはほとんどありえず，グループ間には，偶然による小さな差があるのが普通である。しかし，グループ間に，偶然による非常に大きな差があることはめったにない。

　偶然の作用が重要であるのは，それが，観察された研究結果に与える影響の大きさによる。興味深い結果のように見えても，統計的なまぐれあたりであったということが最終的に証明されることも，ときにはある。統計手法を用い

ることにより,観察された結果が偶然の作用によるものか否かを,幸運にも推定することができる。この方法の中心には,確率の概念がある。

確　　率

いかさまでない6面のサイコロを振って6の目の出る確率は6分の1である。(イギリスの)宝くじで当たりくじが出る確率は140万分の1である。確率は,ある事象がどのくらい生じそうかを簡潔に記す方法である。確率は小数で表わされることが多い。たとえば,6分の1は0.167と表わされる。確率の解釈は極めて簡単である。ある事象が非常に小さな確率をもつとき,たとえば0.0001のように非常に小さいとき,その事象が生じることはほとんどない。確率が大きいとき,たとえば0.9のとき,事象は非常に生じやすい。

確率は0.0と1.0の間で変動し,0.0は事象が決して生じないことを意味し,1.0は確実に生じることを意味する。人間は皆いつか死ぬのだから,ある健康な成人がいずれ死ぬ確率は1.0である。一方,その成人が明日死ぬ確率は10万分の1つまり0.00001より小さい。バスに轢かれるといったありそうもない事象でも,たまたま生じるかもしれないので,確率は完全には0.0ではない。しかし,ありそうもない事象はめったに起きないので,確率は非常に小さい。

確率は統計的検定の核にある概念である。確率はしばし

ばP値と呼ばれるが，Pは"probability（確率）"の略である。発生する機会が1000分の3という，かなりまれな事象の場合，確率は$P = 0.003$と書くことができる。この確率を$P < 0.01$と書くこともあるが，この「<」記号は「〜より小さい」を意味する。小数0.003は0.01より小さいから，$P = 0.003$であればPは0.01より小さい。「<」記号は広く用いられているが，$P < 0.01$という表現は$P = 0.003$という表現よりも正確ではない。過去には，「<」記号を使用して，確率を，特定の値にまとめて表現することが流行ったことがある。たとえば最も一般的だったのは，$P < 0.05$，$P < 0.01$，$P < 0.001$といった表現の仕方である。しかし現在では，数字を概略値として表現するのは情報の無駄使いなので，正確なP値を示すことが好ましいとされる。

統計的検定のロジック

統計的検定には，奇妙にも思えるようなロジックを用いる。そのようなロジックを用いるのは，研究を難しく見せかけるためであると思われるかもしれないが，そうではない。そのような考え方を用いるのが，唯一の妥当な方法だからである。臨床試験で，優劣に差がある2つの治療法を比較する研究を，例にしてみよう。最初のステップは，治療法間で観察された差が偶然の作用の結果だけによること，すなわち治療法間に真の差がないという仮説を設定することである（差がないという結果を望んでいるわけでは

ない。新しい治療法が従来の治療法よりも優れていてほしいのは当然である。とはいえ、このロジックでは、このような展開になるのだ）。次のステップは、統計的検定を用いて、観察されたものと同程度の大きさの差が、偶然だけで生じるかどうかを計算することである。検定は、結果として得られた差が、偶然の作用のために生じている確率、すなわち、P値を与える。この値が非常に小さい（たとえば$P < 0.001$）ときには、結果は偶然の作用のせいで生じたのではないだろうと結論づける。したがって、この場合には、治療法間に差がないという仮説を棄却し、一方の治療法がもう一方の治療法よりも本当に優れていると結論することができる（2つの治療法間には偶然による差以上の差はないとする仮説を、一般に**帰無仮説**（*null hypothesis*）と呼ぶ）。

P値は、観察された結果が偶然によるものか否かを判断するための、非常に便利な指針である。P値が小さいということは、結果が偶然によるものではなさそうだということを示している。そこで、P値がどれだけ小さければ、結果が偶然のせいではないと判断してよいのかを決めなければならない。ここで、恣意的だが便利なルールがある。P値が0.05より小さい（すなわち$P < 0.05$）ときには、結果を、偶然のせいにしないというルールである。P値がこれほど小さい場合、結果は統計的に有意であると言われる。

この恣意的なルール（$P < 0.05$）は、完璧な保証ではない。

何回も統計的検定を行なったとしよう。有意性検定を20回行うたびに，平均して1回は，みせかけの有意な結果が得られると予測できる（なぜなら，$P = 0.05$ とは，偶然が，そのような結果を引き起こす確率が20回中1回あるということを意味しているからである）。つまり，2つの論理的な帰結が得られる。第1に，有意性検定を多数行なってしまうと，みせかけの有意な結果を得ることになる。第2に，P 値が小さい（たとえば $P < 0.01$ や $P < 0.001$）ほど，結果は偶然によるものではなかったという一層強い確信がもてる。

信頼区間

偶然の影響を査定するための，統計的検定以外の，もうひとつの方法が信頼区間である。信頼区間は，統計的検定よりも，多くの情報を与えてくれる。2つの抗高血圧薬の臨床試験で，一方の薬は平均して15mm Hgも最小血圧を低下させたが，もう一方の薬は平均して5 mm Hgしか低下させなかったとしよう。平均で10 mm Hgという差は，印象的ではあるが，この差は偶然の影響によって生じたのかもしれない。ここで重要なのは，2つの薬の効果の差の，真の値がゼロと同じくらい小さい（すなわち差がない）かどうかと問うことである。この問いには，95％信頼区間を用いて答えることができる。信頼区間は，95％の確信をもって，真の値がその内側にあると言える範囲を与える。もし

抗高血圧薬の試験で，95％信頼区間が3〜17であったら，真の値は最小で3，最大で17であると言える。ゼロはこの区間の外側に位置するため，ゼロは真の値ではないだろうと結論づける。これは0.05より小さいP値を得ることと同等である。すなわち，結果が統計的に有意であるということである。（信頼区間の範囲がもっと広かったら，たとえば－4〜24だったら，解釈は異なる。この範囲はゼロを含むので，ゼロが真の値でありうる。よって，この場合，2つの薬の効果に差があるというエビデンスはないという結論になる。）

信頼区間は，研究方法が臨床試験であろうとコホート研究であろうと何であろうと，つねに同じように解釈される。つまり，信頼区間は，効果がない（たとえば，2群間に差がない）という仮説を検定するために用いられる。もし信頼区間の内側にゼロがあれば，効果はなかったと結論づける。もし信頼区間の範囲外にゼロがあれば，無効果という結論はありえなさそうなので除外する。これは，結果が統計的に有意であるということに等しい。

統計的検定よりも，信頼区間が優れているのは，信頼区間は，結果が偶然の影響によるものかどうかを示すだけではなく，偶然の作用を考慮したうえで，真の効果サイズ（効果値）のとりうる最小値と最大値を示してくれるからである。

分析の落とし穴

　分析が正しく行なわれたとき，P値と信頼区間は，結果を解釈するための有用な指針を提供する。しかし，分析が誤っているときには，それを見抜くのは大変である。論文に書かれていることだけでは，分析が間違っているかどうかを判断するのは難しい。すべての統計的検定は，データについて何らかの仮定を置いているが，ローデータが入手できなければ，それらの仮定が満たされているかどうかを検証することは不可能である。それでも，ありがちな間違いを見抜くための手立てはいくつかある。

外れ値

　データが図表に示されていれば，外れ値を探すチャンスである。外れ値とは，著しく高い値，もしくは，著しく低い値のことである。たとえば，一般集団における成人の最小血圧の値のほとんどは，65 mm Hg と 90 mm Hg の間にあると予想される。40 mm Hg のように低い数値や，130 mm Hg のように高い数値は外れ値である。このような外れ値は，正しい値かもしれないし，誤って記録された値かもしれない。データの主たる部分からかけ離れている観測が少数でもあると，結果を歪めることがある。その効果は，片方が非常に長く，もう一方が通常の長さのシーソー

に起こる効果と似ている。長い側に座った小さい子どもは，短い側に座ったもっと体重の重い子どもよりも「重い」とも言える。統計的検定においては，少数でもかけ離れた値があればデータの大部分とは逆の働きをし，それが誤解を招く効果を生み出すことがある。外れ値を扱うための一般的なルールというものは存在しないが，外れ値が存在するなら，その影響を調べるためにいくつかの手順を踏むべきである。外れ値を無視すれば，分析全体は疑わしいものになる。論文は外れ値を無視せずに，それをどう扱ったのかを記すべきである。

歪　み

患者の入院期間の長さのように，平均値の周りに集中するが，高い値のほうに長いしっぽをもつ傾向のある測定項目がある。高い値は，データの主たる部分から孤立しているわけではないので，外れ値と呼ぶことはできない。最も普通の値から徐々に遠ざかっているだけだからだ。平均の片側だけに，観測値の長い尻尾が存在することを，歪み（skewness）と呼ぶ。歪みは，外れ値と同じように統計的検定を混乱させる。歪みは，観測値が，時間（たとえば，病院での待ち時間やがん患者の生存期間）である場合に一般的に見られる。歪みがある場合，たとえば高い値を引き下げるために対数を取るといったデータの変換をすることで，対処することもある。歪みが存在するという証拠があ

るときには、方法のセクションにおいて、それをどのように取り扱ったのかを説明すべきである。

非独立性

統計的検定では、すべての観測は独立であると仮定することが多い。たとえば、サーベイでは、サンプルの児童の身長を測定する際に、ある子どもの身長の測定は他の子どもの身長の測定に何の影響も与えないと仮定する。すべての測定が独立であるという仮定は、2回以上測定を受ける子どもがいると侵されることになる。特別な統計手法（繰り返し測定デザイン：repeated measures designs）はこの問題に対処できるが、一般的な統計的検定のほとんどは対処できない。サンプル数を増やすために、同一人物に対して複数回測定を行なう研究もあるが、このような研究は、統計手法がデータの非独立性を考慮できるときには正しい。

仮説のふりをした思いがけない発見

大半とまでは言えないが、被験者について非常に多量のデータを収集する研究は多い。これらの研究は、ほんの少数の、特定の仮説を検証するために行なわれたものかもしれない。しかし通常、データセットが一つあれば、さまざまな探求が可能である。たとえば、変数間の関係や、データを（たとえば年齢ごと、性別ごと、病の重症度ごとに）

分割したときに見られる効果を知ることができる。このように詳しく，探求していくことは極めて真っ当であり，実際，データを完全に探求しないのは，データの無駄使いである。しかし，偶然によって生じた観察を，あたかも検証を予定していた仮説であったかのように提示するのは間違いである。たとえば，2つの抗高血圧薬の臨床試験において，研究者が，老人と比べて若者にも，あるいは女性と比べて男性にも，同程度の大きさの効果が見られるかどうかをチェックするとしよう。これらのサブグループ間で見られる差を報告することは正当なことである。しかし，分析を始める前に，差があるという仮説を特定していない限り，報告の際に，この仮説を検証しようとして研究を始めたというふりをするのは誤りである。データはどうにでも分割できるから，分割の仕方によっては，偶然の結果，一見，興味深い効果を示すことがある。サブグループ分析は，その後の研究が検証対象としうる，興味深い観察をたくさん生み出すことができるが，まったく同じデータセットを用いて，仮説を導くと同時に，検証してはならない。

ブラック・ボックス分析

適切な統計的検定は，論文の信頼性を高める。しかし，用いた検定が精緻であればあるほど，知見がより信頼できるというわけではない。今日のソフトウェアを用いれば，分析者が，分析の利用方法について完全に理解していなく

ても、複雑な分析を実行することができる。分析が複雑であるほど、分析するデータについての仮定が多くなる傾向がある。また、複雑な分析ほど、分析中、ミスを犯しやすい。

よって、複雑な分析の結果のみを提示している論文は、疑ってかかるべきである。こういう提示方法だと、歪みや外れ値といったデータ中の問題を突き止めることが一層困難になる。よって、最初に、より単純な分析の結果が提示されているほうがいい。提示されていれば、この単純な分析の結果が、複雑な分析の結果と一致しているかどうかをチェックできる。不一致があれば、文中で説明されなければならない。不一致が説明されていなければ、分析の適切さに疑いが生じる。

バイアス

バイアスは、研究の悩みの種である。バイアスとは、得られた結果が、バイアスがない場合に得られるはずだった結果と系統的に異なることを意味する。バイアスはさまざまな装いで生じうるが、その影響はつねに同じである。つまり、バイアスがあれば、観察された結果は誤解を導くものとなり、得られた結論は誤ったものとなる。

バイアスは、研究の対象者を選びだすときに生じることがある。研究を注意深く実施したときでさえ、研究の対象者が一般的な患者と異なっているというのは考えられることである。重症で寝たきりになった対象者ほど容易に連絡

をとれるので,研究に加えられてしまうということもあるだろうし,逆に,重症の対象者ほど専門病院での治療を受けているため自宅を離れているので,研究から除外されてしまうということもあるだろう。また,研究対象者からインフォームド・コンセントを得ることが必要であるために,バイアスが生じることもある。協力を拒む人は,協力に同意する人とは異なっているかもしれない。態度や信念を関心対象とする研究にとって,インフォームド・コンセントの問題は特に重大である。というのは,態度や信念は,まさに,研究への協力に影響を与える特性だからである。

　バイアスはデータを収集するときにも生じることがある。測定道具の目盛りが誤っていると,一貫して高い値あるいは低い値を与えてしまう。患者への質問方法は,その回答に影響を与えることがある。共感的な面接者は,患者に,自身の経験を完全に述べさせることができるが,その次の面接を他人の気に触るような面接者が行なうと,少ししか情報を収集できないため,患者の状態に変化があったという誤った結論を導いてしまうことがある。誤りを招くようなデータは,患者が過去のできごとを想起しなければいけないときにも収集されることがある。想起は,病気となった理由について説明を見出す必要性といった,多くの要因によって影響を受ける。過去のできごとについての研究は,そのできごとが実際に生じたか否かよりも,想起に影響を与える要因に,より大きな影響を受けることがある。

研究にバイアスがかかっているかどうかを判断するのは簡単ではなく，そのためには，研究方法を注意深く検討する必要がある。用いられた研究方法を確認したら，次には「どういう間違いがありうるか」と問うべきである。バイアスが存在するものと仮定し，疑いの目をもって検討することが，バイアスを特定するのに役立つ。

交　　絡

交絡は，2変数間で観察された関係の一部が，第三の変数の働きによるものであるときに生じる。たとえば，アルコールの消費が肺がんと関係しているとしても，アルコールの消費が肺がんの原因というわけではない。そうではなく，喫煙がアルコールの消費と肺がんの両方に関係していて，喫煙が肺がんの原因なのである。

交絡は，人の健康と行動の側面の多くが互いに関係しあっているために生じる。たとえば，年齢が高くなると血圧も高くなりがちだし，新聞を読むために眼鏡が必要になることが多い。だからといって，高血圧が老眼を生じさせているというわけではない。これらは，加齢のさまざまな側面なのである。したがって，研究によって2つの要因が関係していることが示されたときには，いつも，第三の要因のせいで観察された関係が生じているのではないかと問うべきである。

第5章

チェックリストへの招待

第5章　チェックリストへの招待

　チェックリストは，公表された論文に対して投げかけられるべき一連の問いを提供する。これらの問いに答えることで，知見の価値と，その知見のもつ臨床的意義についての，賢い判断が可能となる。つまり，チェックリストは，論文を吟味するための枠組みを提供する。それぞれの問いには，何がどのように吟味されるかを解説し敷衍した，説明が付いている。

　チェックリストは，ワンセットからなる「標準的な問い」（第6章）から始まる。「標準的な問い」は，用いられている研究方法によらず適用される。その後，第7章から第11章まで，章ごとに異なる研究方法（臨床試験，サーベイ，コホート研究，ケース・コントロール研究およびレビュー論文）を対象とする個別のチェックリストが提示される。研究方法ごとのチェックリストは2つの部分に分けられる。まず1つ目の部分である「本質的な問い」は，研究中の何らかの重要な欠陥を発見するためのふるいである。したがって，このふるいを通過すれば，論文は仮承認されたことになる。おもしろそうな新たな事実の書かれている論文を見つけたら，批判的吟味をこの段階で終えてもよい。しかし，その論文が読者の臨床実務にとって重要であるなら，より詳細な評価が必要である。また，批判的吟味の経験があまりなければ，2つ目の部分である「具体的な問い」を一通り行なってみることが役立つ。

　2つ目の部分である「具体的な問い」によって，より詳

細な点検ができる。このチェックリストは，科学論文の主要セクションに対応した構成となっている。章ごとのチェックリストには，第6章で概説する一連の「標準的な問い」もゴチック体で含まれている。「標準的な問い」と「章ごとの問い」が揃うことで，研究デザインと研究実施における欠陥を発見し評価するプロセスの幅が広がる。また，これらの問いは，研究および分析の全体的な質を評価し，研究結果がより広範な重要性をもつかどうかの評価にも役立つ。チェックリストは，論文をバランスよく評価するための作業を単純化する。

　完全なチェックリストは，公表された論文を評価するための，多岐にわたる項目を含んでいる。しかし，チェックボックスをチェックすれば，簡単に論文の質が分かるというようなものではない。チェックリストの項目の多くは，論文の質に関する主観的評価を要求する。とりわけ，研究の欠陥は，それが，研究の知見に対してどんな潜在的影響を与えうるかによって評価されなければならない。

欠陥の評価

　欠陥があるからといって，その研究を利用せずに捨ててよいというわけではない。研究の計画や実施が難しく，失敗についての「マーフィーの法則」が多数作用していることを考えると，多くの公表論文に欠陥があること自体は少

しも驚くべきことではない。実際，徹底した批判者であれば，おそらくどんな論文にも何らかの欠陥を見つけることができる。しかし，それらの欠陥の多くは取るに足らないもので，研究から導かれる結論にはほとんど何の影響も与えない。つまり，欠陥があるかないかが問題なのではなく，重大な欠陥であるかどうかが問題なのである。欠陥の評価は，その欠陥が重大なものか，それとも取るに足らないものかを，明らかにするために行なわれなければならない。

　欠陥を評価するための一般的なルールを定めることは難しい。なぜなら，欠陥が及ぼす影響は，研究目的，用いられた研究手法，そして研究実施の仕方に依存するからである。しかしながら，「本質的な問い」に掲げた各項目には，それぞれの研究方法を揺るがす重要な欠陥が示されている。それらの項目のうちのいずれかに重大な欠陥があるような研究は，その結論に根拠がない可能性が高い。たとえば，リウマチの関節炎のための新薬についての研究が進められているとしよう。治療を評価するのに最適なのは，ランダム化比較試験である。新薬の試験が統制群を欠いた研究で行なわれていたとしたら，効果があるという主張は相当な疑いをもって見られるであろう。

　欠陥のほとんどは小さな影響しかもたないので，そうした欠陥の数を数え上げるのには意味はない。小さな欠陥がいくつかあることより，重大な欠陥が一つあるほうが大変なことがある。だからこそ，欠陥を数え上げたりせずに，

表5.1 欠陥の重要性の評価

見出した欠陥	欠陥のタイプ（性質と大きさ）	影響の方向	研究の知見を否定するようなものか
デザイン			
実　施			
解　釈			

表5.1の要領で欠陥をまとめてみるとよい。これらを詳細に書き出してみることで，焦点が絞られ，論文の長所に関する判断がしやすくなる。

最良のケース／最悪なケース／ありえそうなケース

　欠陥が，研究の知見にどんな作用をするかを判断することは，困難であることが多い。多くの欠陥に対処するための有用な方法は，最良のケース（best case），最悪のケース（worst case），ありえそうなケース（likely case），それぞれのシナリオを提示して可能性を考えてみることである。長期治療を受けている高齢患者を対象とした，識字レベルに関する郵送法による質問紙調査の例を考えてみよう。調査の結果，調査対象者の90％は識字得点が高かったが，回答率はたった50％であったと仮定しよう。低い回答率は，バイアスをもたらすことがある。最悪のケース

は，無回答者全員が読み書きができないというもので，読み書きができないということが無回答の理由になる。この場合，識字得点が高い人の真の比率はたった45%になる。回答しなかった対象者のすべてが極めて識字能力が高かったというケースも考えられるが，これもまずありえない。最もありえそうなケースは，無回答の多くは識字能力の欠損以外の理由によるが，無回答の主たる原因の一つは読字困難であるというケースである。無回答の半分が識字能力の低さに起因するとしたら，その場合，識字能力の高い人の真の比率は67.5%となるだろう。

実際には，50%の人が回答しなかった理由は分からないのだが，上記のように，複数のシナリオを考えて推測を行なうことにより，バイアスのもたらしうる結果の目安が得られる。こうした推測により，研究結果を退けるべきか，あるいは，十分な注意を払いつつ自分たちの知識に加えるべきかがはっきりする。この例では，識字能力の高い人の真の比率は45%と90%の間にあるから，90%という結果は安定したものとは思われない。45%という数字も正しくはないだろうが，識字能力が低いことは無回答に大きく影響していると思われる。よって，90%という研究結果はおそらく誤っている。研究の結論に対して欠陥がどのような影響を及ぼすかを判断するためには，欠損がもたらす影響の大きさを見積もることが必要である。

第6章

吟味のための標準的な問い

第6章 吟味のための標準的な問い

　研究方法に関わりなく，すべての研究論文について問われるべき問いがある。これらの問いを本章で説明する。この一連の問いは，第7章以下の章で提供するチェックリストの一部となるが，問いが必要な理由は本章で説明する。公表論文で提示される情報の順序に従って，これらの問いを並べる。

　目的を明確に述べているか
　サンプル・サイズは正当か
　測定に妥当性と信頼性がありそうか
　統計手法を記述しているか
　研究中，予期せぬできごとが発生しなかったか
　基本的なデータを適切に記述しているか
　数字はつじつまが合うか
　統計的有意性を判定しているか
　主たる知見は何を意味するのか
　有意でない知見をどのように解釈しているか
　重要な効果を見過ごしていないか
　結果は先行研究とくらべてどうか
　自分の実務にとって，研究結果はどのような意義があるか

目的を明確に述べているか

　研究の目的を明確に述べ，研究をなぜ行なったのかを説

明しなければならない。これにより、読者は、その研究が重要な問題に取り組んでいるかどうかを判断することができる。目的が明確に述べられ焦点が絞られていれば、研究仮説が前もって特定され、その結果、よく計画が練られた研究がなされたであろうことを示している。一方、目的が広範あるいは不明瞭であれば、何か見つからないかと、多くのさまざまな問題が追究されていることを示している。そのような研究は、有用なデータを収集しそうになく、そのうえ、多くの統計的有意性検定を行なって結果を探し回る可能性がある。有意性検定を何度も行なうと、本来は有意でないのに有意な結果が生じる可能性が高くなる。

サンプル・サイズは正当か

　研究は、研究目的を達成する可能性が十分にあるときにのみ実施すべきである。そのために、本質的に必要なのは、研究は、現状を正確に表現するのに見合った大きさでなければならないということである。手順に従えば、まず、求める効果サイズ（たとえば2つの治療間に起こりうる差）を特定する。次に、特定した効果サイズを検出するために必要な、正式なサンプル・サイズを計算する。この計算の詳細は、方法のセクションに示さなければならない。研究が小さすぎると、臨床的に重要な効果を検出できないことがしばしばある。治験が終わった時点では、この「サンプ

ル・サイズは正当か」という問いは,「研究にはどのくらいの効果サイズを検出するための検定力があったのか」という形で問われることもある。質の高い研究は,通常,考察セクションにおいてこの問いを扱っているが,多くの研究はこの問いを無視している。

測定に妥当性と信頼性がありそうか

　測定方法が不適切だと,重要な誤りを引き起こすことがある。よって,測定方法は,ある程度詳しく記述すべきである（他の文献に記述があるなら,その文献を参考文献として挙げてもよい）。測定方法を批判的に読み,どのように誤差が入り込みうるかを問うべきである。主観を測るような難しい測定には,特に注意を払わなければならない。多施設で実施する研究のように,観察者が2人以上いる場合には,測定方法を標準化するための努力が払われるべきである。測定誤差の問題は考察セクションで取り扱われることがよくあるが,この問題が取り扱われていない場合には,読者は測定に誤差がありえたのではないか,さらにその誤差が重大であったのではないかと問わなければならない。その際,注意を払うのは,測定方法に妥当性および信頼性がありそうかどうかということである。

　妥当性のある尺度とは,測定しようとしているものを,本当に測定している尺度のことである。たとえば,アルコー

ルの消費量を推定するとき,「どのくらいお酒を飲みますか」という問いでは,妥当性のある回答は得られそうにない。というのは,本当の消費量を少なめに言う対象者が多いと思われるが,消費量を多めに言う自慢好きの対象者もいるだろうからである。信頼性のある尺度とは,2回以上用いたときも,同様の結果を与える尺度である。たとえば,成人の身長は,1日の間,ほんのわずかしか変動していないので,理屈のうえでは,信頼性をもって測定しうるはずである。しかし,実際には,その人の立ち方,測定道具の設置の仕方,靴を履いているか否かといった多くの要因のせいで,測定値に違いが出る。質の高い研究には,妥当性と信頼性をいかに吟味したかを論じているという特徴がある。

統計手法を記述しているか

用いた統計手法は,方法のセクションで記述し,さらに,その参考文献を載せなければならない。統計分析が不適切だと,誤った結果が出ることがある。統計的検定はすべて,分析するデータに関して何らかの前提を置いており,この前提に関する問題が明示的に取り扱われているのは,よい兆候である。統計手法の正当性に疑いがあれば,統計の専門家に相談するとよい。一般的でない統計的検定を使用しているのは一つの危険信号である——その検定が与える P

値ゆえに，その検定法が選ばれたのかもしれない。研究で示されている結果が，高度な統計手法によってのみ得られたときには，その懸念が強まる。まず，単純な分析を示し，次いで，単純な分析をより複雑な分析と比較すべきである。たくさんの検定が行なわれているというのも，もう一つの危険信号である——検定の数が多くなるほど，本来は有意でないのに有意な結果が生じる可能性が高くなる。

研究中，予期せぬできごとが発生しなかったか

　構想していた研究デザインの通りに実施することが困難だと判明する研究もある。対象者と接触できないかもしれないし，接触できても，対象者が姿を消してしまうかもしれない。また，対象者の一部について，測定が行なえないことが判明するかもしれない。この種の問題の大半は，研究に着手する前に気づいて，予備的研究（pilot study）で対処しておくべきであり，主たる研究が始まってからこの種の問題が生じるということは，準備が不適切だったということを示している。欠損データが大量にあると，バイアスが入り込む余地がたくさんある。さらに深刻なのは，研究実施中に生じた問題により，研究デザインを変更することである。このような研究デザインの変更は，きちんと考えずに行なわれてしまい，より大きな問題を生む可能性がある。たとえば，研究デザインの変更前に収集したデータ

は，変更後に収集したデータと一貫性がなくなってしまうことがある。予期せぬできごとには，本当に予測できず，研究者にはどうにもならないものもあるが，こうしたできごとがあるということ自体は，研究の質に問題がある兆候である。

基本的なデータを適切に記述しているか

すべての研究は，調査した対象者の数や，どうやってその対象者を集めたかを報告しなければならない。通常は，主要な測定の平均あるいは中央値，対象者がどのくらい異なっているかという指標(たとえば標準偏差や四分位範囲)を示して，対象者の基本的な特徴を記述する。こうした情報によって，知見がどの程度一般化できるか，読者の臨床実務と関連しそうかを評価できる。

研究は，サンプルの分析から始め，その主な結果を簡単な図表で示すべきである。これにより，読者はデータに起こっていることが理解できる。たくさんの要因の効果を同時に調べる複雑な統計手法は，単純な分析の後に示すべきである。普通，精緻な分析によって得られる知見は，より単純な分析で得られる知見と合致する。精緻な分析と単純な分析の間に何らかの食い違いがあれば，詳細に説明しなければならない。

数字はつじつまが合うか

研究の途中で,対象者を欠損してしまうことがある。欠損は,対象者が本当にいなくなってしまったり,その対象者に対して行なった測定を最終報告書に含まなかったりするために起きる。論文の多くは,1つのデータをいろいろな方法で分割している表をいくつも含んでいる。こうした表を見れば,欠けてしまった対象者や欠損データがあるかどうかをチェックする機会が得られる。理想的には,すべての表において,対象者数の合計は,結果セクションの冒頭で述べられた数と合致するはずである(なお,対象者数は,方法のセクションに記載されることもある)。対象者数の合計が合致しない場合,その理由は,文中で説明されなければならない。説明がないということは,手抜きである。著者は,表のタイプミスをチェックしなかったのかもしれないし,欠損データがもたらす結果について気にしていないのかもしれない。不一致がわずか(1%程度)であれば知見に対して大きな影響を及ぼすことはまずないが,不一致が大きければ重大な危険警報となる。

統計的有意性を判定しているか

すべての研究結果は,偶然の作用に影響を受けている。

特にサンプル・サイズが小さいときには,偶然の影響が極めて大きく見えることがある。それゆえ,主たる結果について統計的有意性を判定しなければならない。P 値が 0.05 より小さいということは,分析結果が偶然によって生じたのではなく,本物であるというよい証拠になる。$P < 0.01$ や $P < 0.001$ のように,P 値がさらに小さければ,結果が偶然のせいではないことを一層強く確信できる。

医学系雑誌の多くは,P 値より信頼区間を好む。信頼区間は,統計的有意性を検定できるだけでなく,それ以外の情報も与える。信頼区間は,真の値が存在しうる範囲を示す(第 4 章を見よ)。その範囲によって,まさに真の効果がどのくらい大きいのか,あるいは小さいのかを知ることができる。さらに,この範囲が広い場合には,推定された効果の大きさの意味に疑問が生じる。

主たる知見は何を意味するのか

研究の知見の解釈には,標準的な順序がある。まず,報告された効果サイズを一つひとつ綿密に調べて,臨床的に重要かどうかを見る。統計的有意性は,必ずしも,臨床的意義があるかどうかを知るための有用な手がかりとはならないが,信頼区間は,真の値がありそうな範囲を示してくれるので,役に立つことがある。次いで,研究デザイン・実施内容・データ分析中にあった欠陥と,鍵となる知見を

突き合わせる。こうすることで，読者は，情報に基づいて，研究が実際に何を示したのかを判断できる。研究者は，厳密に正当化できる以上に，自分たちの見出した結果を強調して，著者の結論をつねに信頼できるわけではない。安易に信頼せずに，生じうるバイアスや交絡がないかどうか注意深く調べるべきである（第4章を見よ）。

研究に内的一貫性があるとき，つまり年齢別や性別などサブグループにデータを分割しても，同様の結果が得られるとき，知見は一層信頼できる。また（たとえば，中くらいの曝露（訳注：exposure。原意は，曝されること。曝露の他，（細菌への）感染，（薬剤の）投与などを意味することもある。）が，低レベルの曝露と高レベルの曝露の間の中間的なリスクをもたらすという）用量－反応関係のような，裏付けとなるエビデンスがあれば，結果が偶然のもたらした例外ではない可能性が高くなる。最後に，結果が，もっともらしいか――生物学的に了解可能か，その病気について知られていることと合致するか，できごとが発生したタイミングは納得できるか――を評価する。読者は，著者の解釈をそのまま受け入れるのでなく，結果を熟考して，自分の目で見てもっともらしいかどうかを判断しなければならない。研究の知見の解釈とは，経験の助けを得て行なう判断である。解釈の過程は主観的であり，よって完璧なものではないこともある。しかし，完璧ではないとしても，結果を額面通り受動的に受け入れるよりはいい。

有意でない知見を
どのように解釈しているか

　(たとえば，従来の治療法以上の効果がないと分かった新しい治療法のように) 有意でない知見 (null findings) は，特に注意して解釈する必要がある。結果が有意にならない一つの理由は，研究の規模が小さすぎて効果を検出する可能性が十分にないからである。信頼区間の範囲が広いとき，たとえば，臨床試験において，新しい治療法のほうが従来の治療法に比べて，ずっと優っているところからずっと劣っているところまでの範囲を，信頼区間がカバーしている場合が，そうである。また，結果が有意にならないもう一つの理由は，研究デザインあるいは実施に欠点があるからである。どんな説明がなされていようと，連関(たとえば効果) があるというエビデンスがないことは，連関がないというエビデンスがあることを意味しない。

重要な効果を見過ごしていないか

　研究者には，ある無理からぬ傾向がある。自分の予想と一致する結果に目を向けさせようとする傾向である。研究者の見解と一致しない結果や，あるいははっきりと矛盾する結果には，触れてさえいないことがときどきある。そのため，たとえ，有意でない知見であっても，研究者が触れ

ていない興味深い知見を探してみるべきである。

結果は先行研究とくらべてどうか

1件だけの研究から得られた知見が，説得力のあるエビデンスをもたらすことはほとんどない。新しい知見は，通常，できれば2つ以上の研究グループによる何件かの研究を含む，十分な量の研究の積み重ねがあるときにだけ認められる（他の研究グループにとって，結果を確証するのが難しかったと考えられる場合には，信頼は損なわれる）。したがって，いかなる研究における知見も，先行研究を踏まえて解釈する必要がある。

論文に，自分自身の知見を支持する研究を引用したとしても，これらの研究によって，知見が確証されるわけではない。自分自身の知見を支持する先行研究の知見を誇張したくなる著者もいるかもしれないし，矛盾する知見に言及することを怠る著者がいるかもしれない。そのようなことはせずに，一つの報告からの知見は，すべての先行研究からなるバランスの取れた全体像のなかに収める必要がある。しかし，ある特定の分野には，専門家が数人しかいないことが多いので，これが可能であることは少ない。だからといって，特定の分野に精通していない読者ほど，1件だけの論文の主張を受け入れることには，慎重でなければならない。

自分の実務にとって,研究結果はどのような意義があるか

　おそらく,論文を精査するときに最も重要なのは,論文に基づいて自分の患者の取り扱いを変えるべきかどうかという問題である。それは,患者に役に立たない治療法を受けさせるのか,それとも,効果的な治療法を受ける機会を与えないのか,という判断のこともあれば,不安感を与えるのは承知で有害な行為をしないように患者にアドバイスするのか,それとも,しないのか,という判断のこともある。最初に,効果はどのくらい大きかったか,そしてそれは臨床上重要であるかを問わなければならない。次いで,知見が真実らしいかを知るために,判断を支持するエビデンスの量とともに,研究の質を評価しなければならない。最後に,被験者が自分の患者と似ているかどうか,研究の実施条件が自分の状況と似ているかどうかを問うことで,研究結果と自分の実務との関連性を再検討しなければならない。そうすることで,自分の患者にも同じくらいの効果が得られそうかどうかが分かるはずである。

第7章

サーベイを批判的に吟味する

第7章　サーベイを批判的に吟味する

本章では，もっぱらサーベイにとって重要な観点を示す。観点は，簡潔な本質的な問いと，より詳細な具体的な問いに分けられる。各観点について説明を行ない，本章の最後で，これらの問いのリストと，第6章で述べた標準的な問いのリストを結合する。結合されたリストはサーベイを批判的に吟味するための完全な手引きを提供している。

本質的な問い

サーベイは，簡単に実施できるので，広く用いられている，あるいは，広く誤用されているとさえ言える。サーベイは，対象者のグループ，つまり，患者，医療専門職，一般的な母集団のメンバーといった，対象者のグループを特定することから始まる。データは，一人ひとりの対象者について，質問紙法や面接法によって収集されることが多い。サーベイは，研究の直接的な対象者よりも広範な集団について，一般化した言明を行なうために用いられる。こうした一般化が妥当かどうかを吟味するのが，サーベイに関する本質的な吟味の中核である。

誰を研究の対象としているか
サンプルをどうやって入手しているか
回答率はどれくらいか

具体的な問い

　具体的な問いも，一般化の妥当性に関係があるが，焦点が異なる。主たる関心は，サーベイのデザインと解釈が陥りがちな落とし穴にある。

　デザインは，述べられている目的に照らして適切か
　性急に行なわれた形跡はあるか
　選択バイアスはどのように生じているか
　思いがけない結果ではなかったか
　結果は一般化できるか

本質的な問いの説明

誰を研究の対象としているか

　サーベイで得られた知見の解釈は，当然のことながら，誰が研究の対象であるかに依存する。サンプルの出所は，結果が一般的に当てはまるか，あるいは極めて限定的なグループにしか当てはまらないかを左右する。サンプルを選択する際の（年齢，性別，病気の深刻度といった）基準は，それらが知見にどのような影響を与えているかを知るために丁寧に検討するべきである。サンプルの出所である母集

団を明確に記述することで,サンプル抽出の方法に問題があるかどうかが評価できる。

サンプルをどうやって入手しているか

サンプル収集の方法は,知見の妥当性にとって,決定的に重要である。「手近な」対象者のサンプルを用いている研究もある。容易に入手できるという理由で対象者をサンプルに含めているわけだが,彼らを入手しやすくしている要因自体が,彼らを代表的なサンプルではなくしている可能性があるという問題を無視している。個人的ケース・シリーズ法(personal case-series;たとえば,特定の病院で治療を受けた患者たち)は,このタイプの方法である。ある期間に診察を受けたすべての患者が,サンプルに含まれるのなら,そのサンプルは包括的であると考えられるかもしれない。しかしながら,多くの選択要因が,患者が医療専門職の診察を受けるかどうかを決定している。診療所の門をくぐらない患者は,いつもたくさんいる。

サンプルを入手するプロセスは厳密でなければならず,適切に記述されなければならない。研究対象としての要件を満たす人はすべて,サンプルに選ばれる機会を等しくもたなければならない。それゆえ,サンプルとなりうる全対象者の何らかのリストと,(乱数を用いて)ランダム・サンプルを選び出すための仕組みが必要である。一部の対象者集団を見過ごすような場合は,サンプル抽出には必ず問

題がある。この問題の大きさは，見過ごされた対象者が何人いるか，見過ごされた対象者とサンプルに含まれた対象者がどれほど異なっているかに依存する。

回答率はどれくらいか

サーベイでは，接触できなかったり，参加を拒否したりする対象者がたくさんいる。無回答が問題なのは，バイアスをもたらす可能性があるからである。回答しなかった対象者は，回答した対象者と，系統的に異なっていることが少なくない。引越しをした人や長期入院をした人は欠損となりやすいし，海外に移住した人や死亡した人は欠損となることが確実である。また，読解力のない対象者や，質問紙に記入すること（または面接を受けること）を嫌がる対象者，調査テーマについて個人的に何らかの反感を抱いている対象者からは，情報を得られないだろう。接触を難しくしている原因こそが，接触できなかった人と接触できた人との違いをもたらしている。したがって，研究を行なったら，「どんな人が欠損しそうか」そして「この欠損は結果に対してどんな影響をもつか」と問うべきである。

無回答者の比率が大きくなるほど，それがもたらすバイアスも大きくなる。何パーセントの回答率なら許容範囲であると決めてくれるような魔法の決まりはない。基準となる回答率を探したりせずに，研究の知見と，無回答の大きさとその理由を突き合わせて，研究の置かれた条件を精査

してみるべきである。最良のケース／最悪のケースについての計算は可能である（第5章参照）。知りたいのは，知見が，無回答によってどの程度の影響を受けているかである。回答率を示さない研究やほぼ完璧な回答率であったと主張している研究は，疑ってかかるべきである。対象者に自由がなく答えを強要されているような極めて例外的な状況でない限り，回答率はつねに100％より小さくなる。

具体的な問いの説明

デザインは，述べられている目的に照らして適切か

サーベイから得たエビデンスは，とりわけ薄弱であると考えられている。サーベイは，何が起きているか——たとえば，現在どのように治療が提供されているか，患者はその運営に満足しているか——を記述することはでき，現在，治療がどのように組織され，どんな結果をもたらしているかを理解するには役立つ。しかし，サーベイは，できごとが，なぜ，今起きているような形で起きているのかの説明にはあまり適しておらず，特に，ある形態の治療が他の形態の治療よりも効果的であるかどうかの評価には用いることができない。サーベイの吟味にあたっては，その研究の目的を達成するには，サーベイ以外の研究方法のほうが優れているのではないかと考えてみるのがよい。

性急に行なわれた形跡はあるか

　サーベイの問題点の一つは，研究したいことが明確になっていなくても，非常に簡単に行なえてしまうということである。だから，サーベイには，研究デザインの詳細が適切に練り上げられていないのに，実施されてしまうという危険がある。たとえば，2つ3つの問いを急ごしらえして，容易に接触できる人たちだけに質問紙を配ってしまうというようなこともありうる。

　性急に行なわれたサーベイは，サンプルがどのように選ばれ，測定がどのように行なわれたかをほとんど記述していないことが多い。通例，そのようなサーベイは，予備的研究が行なわれたことを示す記述がないのも特徴である。もう一つの危険な兆候は，研究参加への最初の呼びかけに応じなかった対象者に，再度，接触をしようという努力が行なわれた形跡がないことである。鍵となる知見の性質もチェックすべきである。繊細な問題や微妙な問題についての研究であるなら，方法のセクションで，質問がどのように開発され検証されたのかが説明されているはずである。身長や血圧といった身体計測を行なったのなら，測定条件を標準化するために取られた手順が記述されていなければならない。

選択バイアスはどのように生じているか

サンプルを抽出する方法が結果に影響を与える可能性については,標準的な問い(第6章)で検討した。しかしながら,選択バイアスは,サーベイにとっては非常に重要なので,この章でもきちんと検討したい。そのために,以下の問いがある。「入手されたサンプルが代表的なものでなくなるようなことはひょっとして起きていないか」,「サンプルをそこから抽出した集団は何らかの点で特異ではなかったか」,「サンプルを選び出す方法がバイアスを生じさせていないか」,「ある特定のタイプの参加者が選択的に失われていないか」。非常に大きなサンプルを得たとしても,何の予防にもならない。選択バイアスが生じていれば,参加者500人の研究に対するのと同じだけの影響を,参加者100万人の研究に対しても及ぼす。

思いがけない結果ではなかったか

サーベイは多様な項目についてデータを収集することを可能とし,次いで,分析を行なって,そのデータから何が言えるかを検討する。分析から得られた予期していなかった結果を,まさに以前から探し求めていた知見であったかのように示すのはおかしい。このようなやり方は,統計的有意性検定を無意味にしてしまう。そもそも,たくさんのデータが収集されている場合には,擬似的な統計的有意性

が，いくつかは見つかるものである。

よって，サーベイ・データに対する有意性検定は，十分な注意をもって受け止めるべきである。有意性検定は，重要でない（すなわち，有意でない）結果を棄却するための方法だが，有意な結果が出た場合には，その解釈は難しい。いくつもの統計的検定を行なって，そのうち有意な結果を示した検定だけを報告していないかどうかを，注意深く吟味すべきである。

結果は一般化できるか

結果を，異なる時間・異なる場所へ，どの程度一般化できるのかは，どの研究方法にとっても，関心事である。しかしながら，サーベイにとって，一般化の問題は，他の研究手法にもまして重大である。なぜなら，サンプルを収集するのは，まさに，より広範な集団に関して何かを述べるためだからである。どのくらい一般化が可能かは，批判的吟味のための（この問い以外の）問いについて，研究がどの程度首尾よく行なわれたかにかかっている。研究が，とりわけ本質的な問いについてゆるぎなければ，確信をもって一般化を行なうことができる。小さな欠陥が2つ3つあっても，主たる結論に影響を与えることはない。しかし，無回答が多いなど，サンプルがあまりにも選択的だというエビデンスがあれば，知見は一般化できない。

サーベイの吟味のための完全なリスト

◼︎本質的な問い

誰を研究の対象としているか

サンプルをどうやって入手しているか

回答率はどれくらいか

◼︎詳細な問い*

デザイン

目的を明確に述べているか

デザインは,述べられている目的に照らして適切か

サンプル・サイズは正当か

測定に妥当性と信頼性がありそうか

統計手法を記述しているか

性急に行なわれた形跡はあるか

実　行

研究中,予期せぬできごとが発生しなかったか

分　析

基本的なデータを適切に記述しているか

数字はつじつまが合うか

統計的有意性を判定しているか
思いがけない結果ではなかったか

解　　釈
主たる知見は何を意味するのか
選択バイアスはどのように生じているか
有意でない知見をどのように解釈しているか
重要な効果を見過ごしていないか
結果は一般化できるか
結果は先行研究とくらべてどうか
自分の実務にとって，研究結果はどのような意義があるか

＊ゴチック体の問いは，第6章に述べた標準的な問いである。

第8章

コホート研究の吟味

第8章 コホート研究の吟味

　本章では，もっぱらコホート研究にとって重要な観点を示す。観点は，簡潔な本質的な問いと，より詳細な具体的な問いに分けられる。各観点について説明を行ない，本章の最後で，これらの問いのリストと，第6章で述べた標準的な問いのリストを結合する。結合されたリストは，コホート研究を批判的に吟味するための完全な手引きを提供している。

本質的な問い

　コホート研究は，「患者がどうなるか」を判断するために，時間軸で患者を追跡調査する。研究目的は，病気の自然な時間的経過を追跡調査すること，あるいは何らかの医学的介入が予期せぬ結果を引き起こさなかったかどうかを知ることである。したがって，コホート研究を吟味するにあたっては，以下の問いによって，患者群および研究対象のアウトカムに焦点を当てる。

　正確なところ，誰を研究しているのか
　統制群を用いているか，用いるべきだったか
　追跡調査はどのくらい適切か

具体的な問い

具体的な問いは，研究対象のグループの性質と追跡調査の詳細に焦点を当てる。また，誤った結論を導くような要因も探る。

デザインは，述べられた目的に照らして適切か
曝露／介入は正確に測定されているか
適切なアウトカムの尺度が見落とされていないか
分析は時間の経過を考慮に入れているか
その他，観察されたアウトカムに影響を与えたものはあるか

本質的な問いの説明

正確なところ，誰を研究しているのか

患者に起こるできごとは，患者の特徴に大きく依存しているので，研究対象のグループの特徴は重要である。患者に生じる臨床的できごと（clinical events）の性質と数は，病気の期間と重さ，受けた介入の程度，その他もろもろの医療上の条件の有無によって影響される。したがって，読者は知見の解釈にあたり，誰を研究したのかを明確に認識

することによって,「これは驚くべき結果なのだろうか」と問うことができる。また,知見を,他の患者群に一般化できる程度も,研究対象によって決まってくる。したがって,患者の出所はどこなのか,たとえば,専門治療機関から得られたのか,あるいは一般開業医から得られたのかを明記しなければならないし,病気の定義や曝露の性質といった,研究に参加するための要件の定義も示さなければならない。最後に,研究対象者が何らかの抽出方法(たとえば,一般開業医を選んでから,その医師の患者サンプルを選ぶという方法)で得られたのなら,その抽出方法を詳細に検討すべきである。この検討により,サンプルが,より広範なグループを代表できそうかどうかが分かる。

統制群を用いているか,用いるべきだったか

曝露群についてのみデータを収集したのでは,曝露/介入について知りたい追跡研究の結果を解釈することは容易ではない。公害が,がんにもたらすリスクを評価したいとしよう。がんは,自然にも生じるから,真の問いは,公害に曝された対象者のほうががんの頻度が増加したかどうかである。この問いは,曝露群と曝露を除いたすべての点で曝露群と類似している統制群と比較することによってのみ答えられる。決定的な問いは,統制群の適切さに関する,「その統制群は公平な比較を可能とするか」という問いである。

追跡調査はどのくらい適切か

追跡研究の過程では，研究から患者が姿を消してしまう機会が少なからずある。たとえば，結婚，死亡，転出，あるいは長期滞在型病院への入院といった理由で，患者は追跡できなくなる。追跡不能となった患者は，追跡可能なまま残っている患者とは異なっている。追跡不能となった者の数が大きければ大きいほど，バイアスの可能性も大きい。したがって，鍵となる問いは，「欠損はどのくらい大きいか」，「研究の条件を考慮に入れると，この欠損はどの程度結果に影響するか」である。

追跡調査について，もう一点重要なのは，アウトカムの測定の仕方である。死亡やがんの診断のような分かりやすいできごとは公的記録に記載されるから，この記録を用いて測定すればよい。呼吸器疾患の最大呼吸量や，腎臓疾患の血漿中クレアチンといった，病状の生理学的・生化学的測定も，客観的な測定尺度である。しかし，たとえば，診断を行なうにあたり臨床的判断が用いられる場合には，間違いが生じる可能性がある。同様に，患者との面接からアウトカムを得る場合にも，質問の仕方，すなわち，詳しく掘り下げて質問するか，遠慮して簡単に済ませてしまうかによって，得られる回答が影響を受ける。したがって，「アウトカム・データを入手する方法が，結果を左右していないか」を問うべきである。そのためには，データ収集にお

いて判断を行なう者が，一人ひとりの研究対象者が曝露群に属するかどうかを知らないことも重要である。そうでないと，バイアスが生じうる。

　最後に，追跡期間の長さを検討し，重要なできごとを検出するのに十分な長さであったのかどうかを明らかにすべきである。この指摘は，できごとが一つも観察されなかった研究にとって，とりわけ重要である。追跡調査に最短，どのくらいの期間を要するかは，研究対象のできごとの性質による。たとえば，日帰り入院手術，退院後の痛みと不快感についての研究なら，2～3週間の追跡調査で十分であろう。だが，新しい治療法に関連する有害なできごとを検出することが目的なら，はるかに長い追跡期間が必要である。副作用が発現するのに数カ月間もかかるかもしれない。さらに，発生までに何年もかかる，がんのような病気に関心がある場合には，一層長期間の追跡調査が必要である。「関心のあるできごとが発生するまで，どのくらい長い期間がかかるか」と問うべきである。追跡期間は，発生に要すると予測される期間よりも，十分に長くとらなければならない。

具体的な問いの説明

　デザインは，述べられた目的に照らして適切か
　曝露／介入は正確に測定されているか

適切なアウトカムの尺度が見落とされていないか
分析は時間の経過を考慮に入れているか
その他，観察されたアウトカムに影響を与えたものはあるか

デザインは，述べられた目的に照らして適切か

　コホート研究は，「次に何が起きるか」という形式の問いに答えるために用いられる。よって，コホート研究は，病気の予後を研究するために選択すべき研究手法であり，一方，有害な可能性がある物質への曝露の結果を知るためにも用いられる。一般に，コホート研究は，因果性（たとえば，ある曝露が特定の病気を引き起こすかどうか）を調べるために用いられる。ただし，コホート研究は，因果性に関する問いに答えるための最良の方法ではなく，この問いに答えるには，臨床試験のほうが好ましい。とはいえ，有害な可能性があるものに，人を曝露する臨床試験は明らかに非倫理的であり，よって，このような場合には，臨床試験ではなく，コホート研究を欠点を認識しつつ用いる。

　コホート研究は，治療効果の評価には不適切である。受けた治療が異なる患者のグループをいくつか見つけることは，よくあるので，グループ同士のアウトカムを比較したいと考えるのは自然である。たとえば，根治手術を受けた患者のアウトカムと，同じ症状だが切除を行なわない治療を受けた患者のアウトカムを，比較するという研究である。

だが，手術を受けるのには，それなりの臨床上の理由があることが多い。おそらく，より重病な患者ほど，より根治的な治療の対象である。よって，手術選択の理由が何であろうとも，比較される2群は，治療を受ける前から異なっていると思われる。つまり，アウトカムの違いを，治療の性質の違いに帰すことはできない。アウトカムの違いは，各治療への患者の割り当て方によって容易に生じるからである。

曝露／介入は正確に測定されているか

コホート研究が，何らかの医療的介入あるいは有害な化学物質への曝露の結果を研究する際には，その曝露／介入の性質をきちんと記述すべきである。曝露の程度は客観的に測定されていることが望ましい。たとえば，医療用X線への曝露量は，各患者が受けたX線のタイプと回数を，症例記録を用いて調べることで得ることができる。この方法で，統制群が曝露されていないことを確かめることもできる。

曝露を数量化することがより難しいこともある。たとえば，工業プラントからの大気汚染といった環境公害への曝露である。そのプラントの近くに住んでいることをもって曝露に代えることはできるが，一人ひとりは自宅にいる時間の量が異なっている。さらに，そのプラントから離れて住んでいることを理由として選ばれた統制群であっても，

そのなかには，実はそのプラントで働いている人もいるかもしれない。特に，慢性曝露に関心があり，個々人の曝露レベルが時間とともに変化しうる場合には，曝露を測定することは難しい。したがって，曝露／介入を記述する際に，つねに問うべき鍵となる二つの問いは「どれだけ正確に曝露が測定されたか」と「統制群のうち曝露された人がいるか」である。

適切なアウトカムの尺度が見落とされていないか

医学的介入の影響や有害な病因への曝露の影響は，さまざまな方法で測定することができる。たとえば，大気汚染物質が喘息を引き起こしたり悪化させたりするおそれがある場合，曝露を受けた個人を追跡調査する方法はいくつかある。喘息による死亡は稀なできごとのため有用なアウトカムであるようには思われないが，喘息による緊急入院は有用であるように思われる。一般開業医であっても，たとえば，喘息の新規の診断や悪化を数え上げることで，アウトカムを測定できる。抗喘息薬の注文や処方箋の換金といった間接的な尺度も使うことができる。コミュニティ調査を実施し，息切れの症状や喘鳴の症状を調査することもできる。これらの異なるアウトカム尺度は，頻度だけでなく，深刻さや妥当性においてもさまざまである。発表論文は，特定のアウトカム尺度を選択した理由を説明すべきだが，どのようにしたらそのアウトカムを最もよく測定でき

ていたのかを考えるのは読者である。

分析は時間の経過を考慮に入れているか

人を数年間追跡調査するコホート研究では，研究参加者の加齢を考慮に入れる必要がある。ほとんどの病気は，年齢とともにその頻度が増すため，分析はこの傾向を考慮に入れるべきである。また，結果に影響を与える可能性をもつ重要な要因を見出したら，これらの要因も分析に組み入れるべきである。統計の専門家でない人にとっては，分析手法が真に適切であると確信することは難しいが，見出された複雑さに対処しようという努力がなされているかどうかはチェックできるだろう。

その他，観察されたアウトカムに影響を与えたものはあるか

コホート研究の大きな限界は，研究者が，研究の対象とするグループを選べないということである。研究の対象は，病気にかかっているとか，有害な可能性がある物質に曝露されてきたといった理由で選ばれる。病気を進行させた人と，病気にかかっていない人とは，多くの点で異なっていると思われる。同様に，有害な可能性がある物質に曝露された人と，そうでない人は，異なっているだろう。このように，何らかの特性をもった人を選ぶ過程自体が，研究のアウトカムに影響を与える可能性がある。したがって，ア

ウトカムを検討して，どんな臨床的要因と行動的要因が，アウトカムに影響を与えるのかを知る必要がある。これらの要因には，喫煙，飲酒，ダイエット，運動といった個人的行動面の要因もあれば，疾病の特性やその管理といった面の要因もある。これらの要因を特定したら，論文において，これらの要因が検討されているかどうか，そして（検討されているのなら）分析においてどのように考慮されているかを確認するために，論文を吟味できる。

コホート研究の吟味のための完全なリスト

■本質的な問い

正確なところ，誰を研究しているのか

統制群を用いているか，用いるべきだったか

追跡調査はどのくらい適切か

■詳細な問い*

デザイン

目的を明確に述べているか

デザインは，述べられた目的に照らして適切か

サンプル・サイズは正当か

測定に妥当性と信頼性がありそうか

曝露／介入は正確に測定されているか

適切なアウトカムの尺度が見落とされていないか

統計手法を記述しているか

実　　　行

研究中，予期せぬできごとが発生しなかったか

分　　　析

分析は時間の経過を考慮に入れているか

数字はつじつまが合うか
基本的なデータを適切に記述しているか
統計的有意性を判定しているか

解　　釈
主たる知見は何を意味するのか
その他，観察されたアウトカムに影響を与えたものはあるか
有意でない知見をどのように解釈しているか
重要な効果を見過ごしていないか
結果は先行研究とくらべてどうか
自分の実務にとって，研究結果はどのような意義があるか

＊ゴチック体の問いは，第6章で記された標準的な問いである。

第 9 章

臨床試験の吟味

本章では，もっぱら臨床試験に関する重要な観点を示す。観点は，簡潔な本質的な問いと，より詳細な具体的な問いに分けられる。各観点について説明を行ない，本章の最後で，これらの問いのリストと，第6章で述べた標準的な問いのリストを結合する。結合されたリストは，臨床試験を批判的に吟味するための完全な手引きを提供している。

本質的な問い

臨床試験は，特定の治療の有効性を評価するための方法である。本質的に言って，臨床試験とは，ある治療ともう一つの治療を比較し，どちらが優れているかを判断する方法である。臨床試験にとって鍵となる要件は，比較が公正に行なわれることである。吟味のための本質的な問いは，比較の公正さに影響を与える可能性がある，主たる原因について行なう。

治療をランダムに割り当てているか
研究に含めた，すべての患者について説明しているか
アウトカムは，盲検法によって評価しているか

具体的な問い

具体的な問いも，治療を比較するにあたって，不公正さ

を引き起こしている可能性がある原因を探るものだが，その一方で，不公正さの問題だけでなく，実験の全体的な質もチェックする。本質的な問いの結果，比較は公正であると思われるとしても，具体的な問いを行なってみて全体の質が悪ければ，研究には疑いの目が向けられることになる。また，具体的な問いによって，知見が，より広範な意義をもつかも検討できる。どの程度，知見を一般化できるかは，研究をどのように行なったのか，つまり，患者のタイプ，治療の性質，アウトカムの評価方法に依存している。

　被験者の選択方法が，治療の効果サイズに影響を与えているか
　どのようにランダム化しているか
　治療および治療の運営についての記述はあいまいでないか
　盲検法を使わなかったことで，バイアスを発生させていないか
　アウトカムは，臨床上の意義があるか
　ベースライン時点で，治療群同士は比較可能か
　計画した治療からの逸脱を報告しているか
　治療の意図（intention to treat）にしたがって結果を分析しているか
　効果サイズは臨床上重要か
　副作用を報告しているか

本質的な問いの説明

治療をランダムに割り当てているか

公正な比較を行なうためには，2つの治療に対し，似たタイプの患者を割り当てなければならない。この割り当てを達成するには，いずれかの治療に患者をランダムに割り当てるのが一番よい（その過程では，人間の心の弱さによる誤りを避けるためにコンピュータで生成した乱数を利用する）。ランダム化を用いなければ，2つの治療を受ける患者に系統的な差があるように見えてしまう。「準ランダム化（quasi-randomised）」という用語は，危険信号である。準ランダム化とは通常，研究者にとって簡便な方法（たとえば，曜日ごとの割り当て）を用いて，患者を各治療に割り当てることを意味する。しかし，簡便な方法を用いると，グループ間に微妙な差が生まれやすい。

研究に含めた，すべての患者について説明しているか

臨床試験を進めていく過程で，患者と接触できなくなることもあるだろう。臨床試験の際，懸念されるのは，接触できなくなった患者が多少なりとも例外的ではないかということである。たとえば，重症で移動することもままならないため，予定通り参加できないのかもしれないし，ある

いは，完全に回復したため，参加する必要性はないと思っているのかもしれない。試験している治療の一つが真に効果的な場合には，回復した患者は参加をやめてしまうのかもしれないし，あるいは，効果がほとんどない場合には，症状の重い者は参加しないのかもしれない。患者の一部が，追跡調査の途中でいなくなってしまう理由を知ることはできない。しかし，患者がランダムに割付けされていても，その多くが欠損してしまったとしたら，比較の公正さに疑問が生じる。特に，一方の治療群が，もう一方の治療群よりも，より多くの患者を失っている場合はとりわけ問題である。

アウトカムは，盲検法によって評価しているか

治療のアウトカムを評価するために臨床的判断が必要とされる場合には，主観的な見方が入り込みやすい。新しい治療法に熱意をもっている研究者の場合，無意識のうちに，その治療法を受けた患者に対して，よりよい結果を記録するかもしれない。逆に，こういうバイアスが起こりうることを知っている研究者の場合，過度に埋め合わせをして，もう一方の治療によりよい評価を与えてしまうかもしれない。治療の結果を評価する人が各患者がどの治療を受けたのか知らなければ，この問題は防げる。

具体的な問いの説明

被験者の選択方法が，治療の効果サイズに影響を与えているか

治療効果を評価するためには，研究対象の患者が，どこから入手された，どんな性質をもった人たちかを十分に記述する必要がある。専門病院で診察を受けている重症の患者にとって非常に効果な治療であっても，一般開業医で受診しているずっと軽症の患者にはあまり効果がないということはありうる。そこで，示されなければならない情報とは——

・患者を募った環境（地域，病院，あるいは専門医療機関）
・実験参加の診断基準
・患者を研究から除外した要因（たとえば，治療に対する不適応）
・研究参加時点での病気の罹患期間および重症度の記述

これらの情報によって，読者は，研究の知見を別の場面にどの程度適用できるかを判断することができ，特に「この治療は私の患者を救えるだろうか」という問いに答えることが容易になる。

どのようにランダム化しているか

　患者のランダム化は，ランダム化コード（randomisation code）が見破られる可能性が最小になるように行なうべきなので，したがって，そのランダム化の過程がどのように行なわれたかを報告すべきである。以前は，ランダム化コードを一つひとつ密封した封筒に入れておくこともあったが，最近は，別の場所にある実験センターで管理するのが普通である。新たな患者が実験に参加するたびに，臨床医がセンターに電話をかけコードをもらう。たとえば，薬の実験をするとき，2つの薬を外観が完全に同じパッケージにして，一方にはA，もう一方にはBというラベルを貼る。臨床医は，一人ひとりの患者にこれを与え，治療群がどちらか分からないようにする。

治療および治療の運営についての記述はあいまいでないか

　自分自身の臨床に用いるためには，臨床試験が検証した治療が詳述されていなければならない。情報がなければ，研究者以外の人が，自分自身の臨床において，効果的な治療を用いることは難しい。そもそも，治療方法の詳細が計画されていないとすると，すべての研究対象者一人ひとりに治療がきちんと施されているとは限らない。こんな場合には，治療の効果サイズは小さくなるだろう。

盲検法を使わなかったことで，バイアスを発生させていないか

それぞれの患者がどの治療を受けたのかが知られてしまうと，いくつかのルートからバイアスが入り込む場合がある。すべての関係者——患者，臨床医，統計分析担当者——は，治療の詳しい内容について知らないほうがよい。高価で新しい薬品を摂取していると信じている患者が，実際の状態よりもよい状態だと報告することがある。そのメカニズムはいまだに分かっていないのだが，こうした患者が臨床上の恩恵を実際に得ているというエビデンスがある。

また，治療に当たっている医師による患者に対する扱いが，医師が治療について知っていることで影響を受けることがある。効果的でないと考えられる治療を受けている群の患者に対しては，他の群の患者より，面倒を見て注意を払うことがありうる。患者の治療群を知っていることが，患者の全般的な取り扱いに影響を与えると，バイアスをもたらしうる。

本質的な問いでは，アウトカムの評価にあたって生じるバイアスは取り上げたが，統計分析にあたって生じるバイアスは取り上げなかった。統計分析を行なう者が，どちらの治療群がどちらの治療を受けたのかを知っていたら，一方の治療を支持するような差を示すデータを探す誘惑にかられるかもしれない。その治療を支持しないような目立た

ない差は無視され，支持するような差だけが報告されるだろう。データを捻じ曲げた形跡がある場合には，治療群を知っている状態で分析が行なわれた可能性がある。

アウトカムは，臨床上の意義があるか

治療が有効であるかどうかを判断することは必ずしも容易ではない。ある種の疾病には，有効さの明確な基準が存在する。たとえば，がんについては，患者の生存時間の長さがその基準である。しかし，それ以外の疾病，たとえば，リウマチのような疾病については，死亡するまでの時間といった明確な尺度は適切でない。症状の重さ，疾病と関連した身体の可動性，あるいは生活の質（quality of life）といった，代替的な尺度を用いる必要がある。治療の効果を測定するにはさまざまな方法があるので，測定に用いられた尺度が，その疾病の管理を評価するための最良の方法であるかは検討する必要がある。最も極端な場合には，治療が，疾病の一側面（症状の程度や患者の満足）を改善させる一方，別の側面（深刻な合併症あるいは死亡）を悪化させるかもしれない。よって，短期的な尺度（たとえば，2週間後の患者の状態）は特に疑わしい。

複数のアウトカム尺度が用いられている場合には，そのうちどの尺度を治療の有効性を判断する主たる尺度として用いるかをあらかじめ明示してあることが望ましい。明示してあれば，多くの尺度のなかから（擬似的に）統計的に

有意な結果を与える尺度だけに注目し，有意な結果を与えない尺度を軽視するという，多重検定の危険を防ぐことができる。

ベースライン時点で，治療群同士は比較可能か

治療のランダム割付けは，患者を各治療へ割付ける際にバイアスが発生するのを防ぐために用いられる。ただし，この方法を用いたからといって，研究の開始時点で2つの治療群が等質となるとは限らない。たとえば，偶然のせいで，重症の患者が，一方の治療群に，他の治療群よりも，多めに割付けられるということは起こりうることである。そのため，研究の開始時点で両群が類似していたかどうかを知るために，両群を確認する必要がある。この確認は，予後やアウトカムに強く関連する項目に焦点を当てるべきである。たとえば，抗高血圧薬の実験において，薬の効果を，脳卒中または心臓発作のあった患者の数によって測定する場合には，両群が脳卒中と心臓病の主なリスク要因である，年齢，性別，血清コレステロール，喫煙について類似していることを確認することが重要である。

ベースラインにおいて重要な要因について群間に相違があっても，研究全体が否定されるわけではない。注意深い統計分析が，そのような相違に考慮を払うのに役立つ。したがって，両群に違いがある場合，分析で，その違いを考慮に入れているかどうかが重要である。

計画した治療からの逸脱を報告しているか

いくつかのできごとが、実験の円滑な遂行に影響を与えることがある。たとえば、患者が治療に同意しないかもしない。副作用や病状悪化による不安のため治療を中止するかもしれない。他の治療に移されたり新たな治療を追加されたりするかもしれない。このようなできごとが一方の群でより多く起きると、公正に比較することができなくなる。両群を管理する方法が異なれば、治療とは関係のない差がアウトカムに生じうる。優れた実験報告は、治療群ごとに発生したできごとを詳細に報告しているので、読者がバイアスの可能性を評価できる。できごとについて詳細に報告していない研究は疑わしい。

治療の意図にしたがって結果を分析しているか

実験の過程で、患者は自分の治療を変えてしまうかもしれないし、もう一群に割り当てられた治療へと移ることすらあるかもしれない。何があろうと、分析は、患者が当初割り当てられた群ごとに行なうのが一番よい。というのは、治療を変えた患者や研究から脱落した患者は、治療を変えなかった患者と系統的に異なっている可能性があるからである。治療を変えた患者や脱落した患者を分析から除外すれば、研究に参加した時点での2群の間に、違いが持ち込まれる。治療の比較はもはや公正ではない（治療を変えた

患者を含むことでバイアスが生じるともいえるが，これらの患者を除外してしまうよりは害が少ない）。

副作用を報告しているか

　望ましくない副作用をもつ治療は多い。アモキシシリンは吐き気や下痢を催すことがある。アミトリプチリンは口内乾燥症や鎮静作用をもたらす。また外科手術には危険が必ずある。したがって，治療の有益な効果は，副作用と比較衡量しなければならない。治療の効果が逆効果を上回る場合には，勘定はたいてい明確である。しかし2つの類似した治療を比較する場合には，治療効果の差よりも副作用の差が重要となることもある。

臨床試験の吟味のための完全なリスト

■ 本質的な問い
治療をランダムに割り当てているか
研究に含めた,すべての患者について説明しているか
アウトカムは,盲検法によって評価しているか

■ 詳細な問い*
デザイン
目的を明確に述べているか
サンプル・サイズは正当か
測定に妥当性と信頼性がありそうか
被験者の選択方法が,治療の効果サイズに影響を与えているか
治療および治療の運営についての記述はあいまいでないか
統計手法を記述しているか
盲検法を使わなかったことで,バイアスを発生させていないか
アウトカムは,臨床上の意義があるか

実　　行
どのようにランダム化しているか

第9章　臨床試験の吟味

研究中，予期せぬできごとが発生しなかったか

分　　析
ベースライン時点で，治療群同士は比較可能か
計画した治療からの逸脱を報告しているか
治療の意図にしたがって結果を分析しているか
統計的有意性を判定しているか
基本的なデータを適切に記述しているか
数字はつじつまが合うか
副作用を報告しているか

解　　釈
主たる知見は何を意味するのか
有意でない知見をどのように解釈しているか
重要な効果を見過ごしていないか
結果は先行研究とくらべてどうか
自分の実務にとって，研究結果はどのような意義があるか

* ゴチック体の問いは，第6章で記された標準的な問いである。

第**10**章

ケース・コントロール研究の吟味

本章では，もっぱらケース・コントロール研究に関する観点を示す。観点は，簡潔な本質的な問いと，より詳細な具体的な問いに分けられる。各観点について説明を行ない，本章の最後で，この問いのリストと，第6章で述べた標準的な問いのリストを結合する。結合されたリストは，ケース・コントロール研究を批判的に吟味するための完全な手引きを提供している。

本質的な問い

ケース・コントロール研究は，なぜあるタイプの人が特定の病気にかかるのかを調べる。また，なぜ患者がそのように行動するのか——たとえば，なぜ子宮頸部の検診に参加しないのか——を調べることができる。ケース・コントロール研究は，そのような人を特徴づけている要因を探し出すことで，病気の原因を解明したり，患者の行動について説明したりできるようになることを期待して行なわれる。ケース・コントロール研究は，病気あるいはその他の興味深い点をもつ人たちと，相応の対照となる人たちの特徴を比較することで，特徴となる要因を探す。その前提はケース群（case groupを，本章以外の章では「治療群」と訳したが，本章では，「ケース群」と訳した。「ケース・コントロール研究」という表現に合わせるためである。また，とりわけ，ケース・コントロール研究におけるcase groupは，患者群ではあっても，治療群とは限らない。）とコントロール群（control groupを，本章以外の章では「統制群」と訳したが，本章では，「コントロール群」と訳した。「ケース・コントロール研究」という表現に合わせるためである。）の間の違いが，ケースがケースとなるゆえんを浮き彫りにするということである。本質

的な問いは，この前提の妥当性に焦点を当てる。

ケースをどのように入手しているか
コントロール群は適切か
ケースとコントロールについて，データを同じ方法で収集しているか

具体的な問い

具体的な問いもまた，ケースとコントロールの比較結果を解釈することに焦点を当てるが，方法論的問題のうち，ケース・コントロール研究にとってとりわけ重大なものを扱う。

研究デザインが，研究目的にとってふさわしいか
どこにバイアスがあるか
交絡はあるか
データ浚渫(しゅんせつ)がないか

本質的な問いの説明

ケースをどのように入手しているか

研究は，ケースの特徴を明確に述べていなければならな

い。明確に述べるということは，真のケースが必ず含まれる程度には広く，とはいっても，真のケースだけが含まれる程度には狭い，ケースの定義を示すということである。通常，ケースの定義とは，病気の診断基準と（合併症の存在といった）すべての除外基準の記述である。

　また，一般集団から得られたのか，あるいは何らかの専門病院から得られたのかといった，ケースの出所が示されるべきである。症状の平均的な重症度は，ケースの出所によって異なることが多い。もう一点，大事なのは，新たに診断された病気のケースなのか，あるいは長年の病気のケースなのかである。長年，病気にかかっている患者は，えり抜きの集団である。えり抜きというのは，この集団には，治った人や死亡した人は含まれないからである。選択的な欠損は，2通りの仕方で，病気の重症度にバイアスをもたらしうる。すなわち，治ったケースは軽症だったのかもしれず，他方，死亡したケースはより重症だったのかもしれない。また，研究対象として含めるべきケースのうち，研究に含めることができなかった者がいる場合にもバイアスが生じる。研究への参加を拒む患者は，研究に参加した患者とは異なっていることが多い。

　どんなケースが研究対象であるかは，研究結果の解釈にとって，もっとも重要である。例外的なケースは，例外的な知見を導く。そのためケースの性質は，知見を一般化しうる程度にも影響する。

コントロール群は適切か

　ケース・コントロール研究においては，コントロール群を適切に選ぶことが課題となる。通常，コントロール群は，ケース群と同じところ，たとえば，コミュニティ，一般開業医，専門病院から入手する。その目的は，研究対象の病気にかかっていないことを除いて，コントロール群が，ケース群と類似するようにすることにある。ケース群がどこで治療を受けるのかを決定する要因は数多くあるので，ケース群とコントロール群が，両方とも同じ要因に影響を受けるのが最もよい。コントロール群は，年齢，性別，社会階級，居住地域といった要因について，ケース群と類似するように，選択されることが多い。

　ケース群とコントロール群の比較可能性にこだわるのは，ケース・コントロール研究の分析においては，ケース群とコントロール群を比較して，病因についてのエビデンスを得るからである。すなわち，ケース群とコントロール群の入手に影響を与える要因が異なるために，ケース群とコントロール群の違いが生じている場合には，入手に影響を与えているこれらの要因を，病気のリスク要因であると誤って結論づけてしまう可能性がある。

ケースとコントロールについて，データを同じ方法で収集しているか

ケース群とコントロール群を入手したら，両群に対して，潜在的リスク要因への，過去の曝露について尋ねなければならない。曝露に関する情報は，面接法，郵送法，カルテからの入手などの手法によって得られるが，どの手法を用いるにせよ，両群について，同一の手法で収集すべきである。しかし，同一の手法を用いたとしても，両群について，情報収集のあり方が同じになるとは限らない。というのは，データを収集する者が，どちらがケース群でどちらがコントロール群であるかを知っていたら，面接法やカルテからの入手は影響を受けるからである。よって，可能な限り，ケース群かコントロール群かが分からないよう，盲検法を用いるべきである。

もう一つ，問題なのは，想起バイアス（recall bias）である。重症の患者ほど，自分の過去を仔細に振り返って，病気の理由を探そうとしがちである。そのため，重症患者は，コントロール群が覚えていないようなできごとを報告する可能性が高い。ケース・コントロール研究には，バイアスのかかった情報収集という問題がつきまとっている。データ収集の手法を細かく注意深く吟味し，ケース群とコントロール群について，同一の手法が用いられているかどうかを判断する必要がある。

具体的問いの論拠

研究デザインが，研究目的にとってふさわしいか

ケース・コントロール研究は強力な研究方法だが限界はある。ケース・コントロール研究は，ケース群が病気（あるいはそれ以外の興味深い点）を発現したあと後ろ向きにデータを収集するため，新しい治療の効果を評価するために用いることはできない。ケース・コントロール研究は，ある特定の要因が病気の発現リスクと関係しているかどうかといった因果関係を探求するために用いられることもよくある。しかし，ケース・コントロール研究にはバイアスがつきものであるため，因果関係についての決定的なエビデンスが得られることはまずない。最後に，たいてい，ケースは極めて選択的に選ばれているので，ある特徴がどのくらい広く生じているかについて，より一般的な言明を行なうために，ケース・コントロール研究を用いることはできない。より一般的な言明を行なうにはサーベイが必要である。

どこにバイアスがあるか

ケース・コントロール研究は，バイアスの影響を受けやすいことで知られている。本質的な問いは，ケース群とコ

ントロール群の入手の仕方やデータの収集手法によってバイアスが生じるという考えに基づいている。これらのバイアスには，微妙に異なるたくさんの形がある。その一つの形が，監督バイアス（surveillance bias）である。薬を定期的に服用している人は，医者と定期的に接触している傾向があるので，無症候性や軽症の病気の診断を受けやすい。そのため，薬の服用と新しく患った軽症の病気には，何の関係もないにもかかわらず，一見，関係があるように見えてしまうことがある。

もう一つの形態のバイアスは，誤分類バイアス（misclassification bias）である。ケースのなかには，関心の対象となっている病気にはかかっていないが，それに誤分類されやすいよく似た病気にかかっている者がいるかもしれない。たとえば，子宮内膜増殖症が，明らかな悪性腫瘍に誤分類されることがある。その結果，増殖症と関連する要因（たとえば，外因性のエストロゲン）を誤って，がんと関連づけてしまうことが起きうる。

研究に参加しよう，また，情報を提供しようという，患者の意欲も，バイアスをもたらしうる。いずれの意欲についても，重症の患者は，地域のその他の集団と差があることが多い。要するに，ケース・コントロール研究にはバイアスが生じる機会が多数ある。難しいのは，バイアスの出所を特定し，そのバイアスが研究の知見にどれだけ大きな影響をもちうるかを推定することである。病気とリスク要

因の間の関係が見出されたときには,「何か他の要因によってこの関係が生じている可能性はあるか」,「ケースはどの点が特別なのか」,「測定にはどのようなバイアスがかかっている可能性があるか」と問いかけながら，その関係を検討すべきである．ケース・コントロール研究には，つねに，バイアスがあることを想定して吟味しなければならない．

交絡はあるか

2変数間で観察された関係が，第三の要因が作用した結果によるものであるときに,「交絡」が発生する．たとえば，過剰に砂糖を消費すると，虫歯が増加するだろう．また，過剰な砂糖の摂取は，成人期に糖尿病が発現するリスクも高めるだろう．したがって，砂糖が大好きな人とそうでない人がいるので，虫歯と糖尿病の間には見た目のうえでは関係が生じる．

ケース・コントロール研究は，病気がなぜ特定の人たちに生じるのかということを調べるために用いられることが多い．そのため，病気が何らかの要因と関係していることを示すときには，病気とその要因の両方に関係しているかもしれない第三の要因につねに注意すべきである．第三の要因が，病気とその要因の間の観察された関係の背後にないか，第三の要因とは何だろうかと推測することは容易ではないが，この問題は，討論セクションのどこかで取り上げなければならない．交絡要因が特定されたなら，分析で

は，交絡要因を考慮に入れなければならず，そのための標準的な統計手法もある。統計手法が正しく用いられているかどうかを判断することは難しいが，少なくとも用いられていなければならない。

データ浚渫がないか

ケース・コントロール研究は探索的な研究であることが多く，何が網にかかるかを知るために大きな網を投げ，なぜケース群がコントロール群と異なっているのか（すなわち，ケース群はどこが特別か）を問い，多くの異なる仮説を同時に検証する。データ収集においては，研究者の想像力と資源が許す限りさまざまな項目についてデータを収集する。次いで，分析においては，変数を徹底的に探索し，興味深い知見はないかと探す。しかし，このようなやり方には，多重有意性検定という大きな危険がある。計算された P 値は，もはや額面通りに解釈できないし，擬似的な統計的有意性が生じることを覚悟すべきである。それゆえ，読者は，多重検定がなされていないかどうかについて論文を注意深く吟味し，もしなされていれば知見を一層注意深く解釈すべきである。

ケース・コントロール研究の吟味のための完全なリスト

■ 本質的な問い
　ケースをどのように入手しているか
　コントロール群は適切か
　ケースとコントロールについて，データを同じ方法で収集しているか

■ 詳細な問い *

　デザイン
　目的を明確に述べているか
　研究デザインが，研究目的にとってふさわしいか
　サンプル・サイズは正当か
　測定に妥当性と信頼性がありそうか
　統計手法を記述しているか

　実　　行
　研究中，予期せぬできごとが発生しなかったか

　分　　析
　基本的なデータを適切に記述しているか
　数字はつじつまが合うか

データ浚渫がないか

統計的有意性を判定しているか

解　　釈

主たる知見は何を意味するのか

どこにバイアスがあるか

交絡はあるか

有意でない知見をどのように解釈しているか

重要な効果を見過ごしていないか

結果は先行研究とくらべてどうか

自分の実務にとって，研究結果はどのような意義があるか

＊ゴチック体の問いは，第6章で記された標準的な問いである。

第11章

レビュー論文の吟味

第11章 レビュー論文の吟味

本章では，もっぱらレビュー論文とメタ・アナリシス（meta-analysis）に関する観点を示す。観点は，簡潔な本質的な問いと，より詳細な具体的な問いに分けられる。各観点について説明を行ない，本章の最後で，この問いのリストと，第6章で述べた標準的な問いのリストを結合する。結合されたリストは，レビュー論文とメタ・アナリシスを批判的に吟味するための完全な手引きを提供している。

本質的な問い

公表された研究のレビューを行なうのには，最良の一次研究と同様の熱意と厳密さを必要とする。系統的レビュー（systematic reviews）には，一次研究が陥るのと同じ，落とし穴とバイアスがある。したがって，レビュー論文の吟味は，デザイン，研究の実施，レビュー対象の分析という，各研究方法に関する章で用いられたのと全く同じ順序に従って行なう。

一次研究をどのように探し出しているか
一次研究の質をどのように評価しているか
一次研究の結果をどのように要約しているか

具体的な問い

具体的な問いは，レビュー論文の陥りがちな落とし穴にどのような対処がなされたかを見るために，研究がどのように行なわれたのかをより詳細に検討する。

レビューのトピックをきちんと定めているか
公表バイアス（publication bias）を考慮に入れているか
欠けている情報を探しているか
研究デザインを詳細に検討しているか
効果の不均質性を調べているか
注目に値する，それ以外の知見があるか
結論は正当か

本質的な問いの説明

一次研究をどのように探し出しているか

一次研究は，レビュー研究のローデータであり，念入りに収集する必要がある。かつては，レビューの著者が長年かけて収集してきた，個人的な論文のコレクションを用いたレビュー論文もあった。こうしたコレクションは，著者の関心を反映しただけの不完全なものであり，すべての論

文を代表しない,バイアスのかかったサンプルである。

　コンピュータを用いた検索は簡単に行なえるため,現在では,良質のレビューには欠かすことができない。どのデータベースを検索したか,どんなキーワードで検索したかといったコンピュータ検索の手順は,詳細に記述されなければならない。しかし,コンピュータ検索によって,すべての関連論文が見つかるわけではない。重みづけデータベースにおいて論文がどのように索引づけされているのかによっては,もっともらしいすべてのキーワードを用いて検索しても,見つからない論文もある。したがって,完全を期すため,雑誌を選び,手作業による検索(ハンドサーチ:manual searches)を行なう必要がある。ハンドサーチには膨大な手間がかかるので,特別に研究助成を受けたときにしか行なうことができない。このように広範な系統的探索が行なわれない場合,レビューから得られる結論は弱体化する。

　徹底的に探索すると,関連する可能性のある研究が多数見出される。トピックに密接に関連しておりレビューに含めるべき論文と,レビューから除外すべき論文とを見分けるための,明確に定義された基準が必要となる。読者は,この基準が,レビューに含めるべき論文にバイアスをもたらしていないかどうかを注意深く確かめなければならない。

一次研究の質をどのように評価しているか

一次研究のデザインや実施は良質とは限らない。質の低い研究と,質の高い研究を,同じ扱いでレビューに含めるのは,どう考えてもおかしい。そのため,見出された論文の質を評価する必要がある。この評価を行なうには,本書で提示してきたような,きちんとしたチェックリストを用いるのがよい。ポイントを一つひとつ掲げたリストを用いずに,主観的に,質を評価するのは好ましくない。

また,個々の一次研究のエビデンスの強さは,その論文が用いている研究方法によっても影響を受ける。最も強力なエビデンスを提供すると考えられるのは,統制された臨床試験で,これに,コホート研究,ケース・コントロール研究,サーベイ,ケース・シリーズ研究の順で続く。研究の質とエビデンスの強さを評価するのは,見出された論文から結果を要約するために,欠かすことのできない準備である。

一次研究の結果をどのように要約しているか

個々の一次研究の結果が図や表で示されていれば,読者は,これらの研究が全体として一貫した結果を提供しているかどうかを判断できる。図や表は,個々の研究の結果の間にどのくらいばらつきがあるかも示すことができる。読者一人ひとりが自分の判断で,データから結論を導くこと

もできるが，はるかに好ましいのは，メタ・アナリシスという統計手法を利用することである。系統的レビューの主たる利点は，一次研究を統合することで，有意な結果を検出する検定力を一気に上げることができる点にある。適切な統計手法，つまり，メタ・アナリシスを用いることで，この検定力を活用することができる。

　質の低い研究をどう扱えばよいのかという問題もある。質の低い研究をすべて除外してしまうのは，情報の無駄使いである。質の悪い研究に小さな重みを与え，結論に少ししか影響しないようにする重みづけの仕組みを用いるという方法もある（このような重みづけの仕方は，メタ・アナリシスの標準的なテキストに記述されている）。もう一つの方法は，感度分析（sensitivity analyses）と呼ばれる方法である。この方法では，まず，レビューに含まれる可能性のあるすべての研究の結果を要約する。次に，最も質の低い研究を除外しては，分析を繰り返す。このプロセスを繰り返して，分析に含める論文の質を高くしていく。この方法を用いれば，質の低い論文を含めることによって，結論がどれだけ影響を受けるかを示すことができる。分析に含める論文の質が相応に異なっても同じ結果が得られるのなら，知見を受容できる。

具体的な問いの説明

レビューのトピックをきちんと定めているか

レビューの焦点は，明確に述べられていなければならない。レビューの焦点を，狭い医学分野に限定すればするほど，その分野のすべての関連文献を見つけることが容易になる。しかし，たとえば，診断から，治療，長期予後や疫学までカバーする広範囲にわたるレビューは，重要な論文を見逃す可能性が高い。このような広範なレビューも研究としての価値はあるが，著者の個人的な見方を示すものであることが多い。広範なレビューは，系統的レビューを生み出す網羅的なプロセスとは，異なるものである。

研究デザインを詳細に検討しているか

個々の一次研究は，研究デザインの細かな点において一様ではなく，たとえば，患者のタイプ（診断基準，年齢など）や治療の仕方（投薬量のレベル，治療のタイミングなど）において異なっている。こういった相違を踏まえて，報告された効果サイズの比較を行なうべきである。さまざまな臨床条件においてほぼ同様の知見が得られれば，結論が強化されるばかりでなく，その知見がより広範に一般化できることを示している。

欠けている情報を探しているか

　一次研究の公表論文が，その研究に関する，何らかの重要な点についての情報を含んでいないことがある。これでは，一次研究の質を評価したり，結果を解釈したりすることは困難である。労を惜しまないレビューの著者なら，欠けている情報を入手するため，不備のあった公表論文の著者に連絡をとるだろう。

公表バイアスを考慮に入れているか

　効果があったという知見を報告している研究は，新しい治療が効果的でなかった，あるいは，期待していた効果は見出せなかったと結論づけている研究よりも，公表される確率が高い。このような差が生じるのは，研究を公表したいという研究者の熱意や，否定的な結果の報告を掲載したくないという学術雑誌の姿勢が理由である。よって，公表されていない研究の知見は，公表された研究の知見と，系統的に異なっているのではないかという懸念がある。未公表の研究をレビューに含めたら，全く別の結論が導かれるほどの影響を知見に与える可能性がある。

　未公表の研究を見つけるのは難しい。見つけるためには，その分野で活動的であると知られている研究者に手紙を書き，自分自身が実施したのに公表しなかった研究があるか，その他の未公表研究を知らないかなどと尋ねる必要

がある。未公表研究が見つかったら、その詳細な情報を入手しなければならない。こうした情報を入手する努力を行なっているレビューの結論には、一層の信頼が置ける。未公表の論文を探していない場合には、レビューの主な知見には、効果サイズを過大推定する方向のバイアスがかかっている可能性がある。過大推定の程度は当て推量するしかないので、注意して解釈すべきであるというのが精一杯のアドバイスである。

効果の不均質性を調べているか

一次研究の結果のばらつき、すなわち、効果の不均質性は、偶然によっても、研究デザインの違いによっても生じる。正しい統計手法を用いて、ばらつきの量が、偶然によって生じると予測される量より多いかどうかを判断すべきである。偶然によって期待される量より多いばらつきがあれば、デザインのどういった特徴がそのばらつきを説明するのかを調べるべきである。たとえば、患者の年齢に大きなばらつきがある場合には、個々の一次研究を、患者の年齢ごとに分けて、年齢ごとに一次研究の効果がほぼ等しいかどうか調べることができる。

たとえ不均質性があるという統計的エビデンスがなくても、デザインの特徴が同じである研究について、だいたい同様の結果が得られているかどうかを注意深く調べるべきである(残念だが、統計的検定は、不均質性を検出するの

はあまり得意ではない)。たとえば，若者については大きな効果があるが，高齢者についてはそれほどの効果はないということもある。不均質性のエビデンスがあれば，すべての研究を，一つの効果値で要約するのは好ましくない。

注目に値する，それ以外の知見があるか

系統的レビューは，大変な取り組みであり，その結果は注意深く受け止めるべきである。系統的レビューは，特定のトピックに関する，すべての妥当な研究を含まなければならない。その結果，系統的レビューは，何が分かっているかだけではなく，何がまだ分かっていないかをはっきりさせ，既知の知識に欠けているところを，くっきりと浮かび上がらせる。これは，未解決の重要な研究課題を特定する助けとなる。

結論は正当か

系統的レビューの解釈は，いかなるデータ解釈とも同様，誤ってしまう可能性がある。したがって，読者は，「系統的レビューは，エビデンスの重みを反映しているか」，「研究方法がどのくらい強力かを正当に考慮したか」，「研究の欠陥を考慮したか」と問わなくてはならない。レビュー論文，特に，広範囲にわたって論文探索を行ないメタ・アナリシスの手法を用いて知見を統合しているレビュー論文は，一見，完璧であるように見える。しかし，こうした見

かけを鵜のみにしてはいけない。レビュー論文は，人間の作品であり，人間は過ちを犯す。他の研究方法に対するのと同様に，読者は，レビュー論文の結論に対する自分自身の意見をもたなければいけない。

レビュー論文の吟味のための完全なリスト

■ 本質的な問い
一次研究をどのように探し出しているか
一次研究の質をどのように評価しているか
一次研究の結果をどのように要約しているか

■ 詳細な問い *

デザイン
レビューのトピックをきちんと定めているか
統計手法を記述しているか

実　　行
研究デザインを詳細に検討しているか
欠けている情報を探しているか

分　　析
基本的なデータを適切に記述しているか
公表バイアスを考慮に入れているか
効果の不均質性を調べているか

解　　釈

主たる知見は何を意味するのか
注目に値する，それ以外の知見があるか
結論は正当か
結果は先行研究とくらべてどうか
自分の実務にとって，研究結果はどのような意義があるか

*ゴチック体の問いは，第6章で記された標準的な問いである。

訳者あとがき

私はなぜこの本を訳したのか　導入編

私は，犯罪「学」者である。

　立教大学の刑事学という講義で，この本を教科書として使っている。刑事学の授業では，「エビデンスに基づく刑事政策」を教えている。講義の狙いは，実際に行なわれている，さまざまな犯罪対策を，法的正義に合致しているかどうかというような信念の問題ではなく，犯罪の予防や再犯の防止といったリアルなアウトカムに照らして有効かどうかという実証の問題として取り扱うことである。授業の到達点として，特定の犯罪対策の効果を検証した英文の論文を，批判的吟味を用いて読み解けるところに設定した。

　法学部の授業としては相当にユニークであり，統計学の基礎が全くない，法学部の学生は苦労する。しかし，立教大学の学生はみな優秀で，社会科学の基礎的方法論について教えた後，この本を用いて批判的吟味について教えると，正確に論文を読み解く学生が続出した。

　こんなふうに手ごたえがあったので，翻訳することにした。私が勤務する，静岡県立大学の大学院に在籍していた，尾山滋くんが下訳をしてくれた。彼の正確な翻訳に驚かさ

れたところも多い。私が全面的に手を加えたことによって，そのよさが損なわれていないことを祈る。

エビデンスに基づく医療（EBM）をはじめとして，エビデンスに基づく云々という取り組みはさまざまな分野で行なわれている。上記の，エビデンスに基づく刑事政策もその一つだ。エビデンスという用語には，いろいろな定義が与えられているが，ここでは，「バイアスをできる限り排除して得られた研究結果」という定義としたい。

つまり，批判的吟味とは，その研究がどれだけバイアスを排除しているかを読み解く手法である。バイアスがきちんと排除されていれば，エビデンスの質は高く，きちんと排除されていなければ，エビデンスの質は低い。本書は，それぞれの研究が，どれだけバイアスを排除しているかを確認するために，研究に対して投げかけるべき問いを，研究方法ごとに列挙している。

私の見るところ，この本が優れているのは，次の２点である。

1　投げかけるべき問いに，適切な説明が付いている

ウェブ検索をすれば，研究デザインごとのチェックリストは簡単に見つかるが，それぞれの問いの意義について，説明が付いているわけではない。本書の強みは，それぞれの問いに，統計学を本格的に学んでいない者でも直感的に分かる，簡明な説明が付いていることである。つまり，本

書を読めば，チェックリストを見るだけでは身に付かない，応用度の高い批判的吟味の能力が身に付く。

2　投げかけるべき問いが，構造化されている

本書では，まず，第6章で，研究手法が何であるかに関わらず，問わなければならない「標準的な問い」が列挙され，さらに，第7章以降で，研究手法ごとの問いが，それも，「本質的な問い」と「具体的な問い」に分けて提示されている。研究手法ごとに用意されたチェックリストを眺めたところで，これらの問いが，このように構造化されていることには気づけない。しかし，この構造を理解することで，批判的吟味というものについての理解が深まるのだ。

私はなぜこの本を訳したのか　本質編

要は，批判的吟味を大切だと思っているからである。それにはいくつもの答えがあるが，まず，そのいくつかを書いてみよう。

1　批判的吟味は，知識ではなく，能力である

どんな医療介入が有効かという「知識」は，絶えず更新される，つまり，知識は陳腐化する。よって，知識を身に付けることよりも，知識を入手する「能力」を身に付けることのほうが，つまり，情報を身に付けることよりも，情

報の読み解き方(情報リテラシー)を身に付けることのほうが大事である。

2 批判的吟味は,エビデンスの質の判断基準を与える

批判的吟味は,エビデンスの質の判断基準を与える。つまり,批判的吟味は,誰もが同じ一連の問いかけをすることによって,研究のどこに着目すべきかを指し示し,エビデンスの質の判断から,主観というバイアスを排除する仕組みである。エビデンスを用いようとする者の思考を構造化すると言ってもよい。

3 批判的吟味は,エビデンスの利用者が自ら判断する姿勢を養う

批判的吟味が提供するのは,「問い」であって,「答え」ではない。つまり,批判的吟味が提供するのは,エビデンスの消費者が自ら,エビデンスの質を,研究手法ごとに用意された一連の問いを用いて考える機会である。つまり,批判的吟味は,エビデンスの消費者の主体性を高める。

4 批判的吟味は,研究の質を向上する

批判的吟味が益をもたらすのは,研究の消費者だけではない。批判的吟味は,このような問いを,研究の生産者に意識させることを通じて,研究の質を向上する。つまり,批判的吟味は,研究の品質管理の手法でもある。

訳者あとがき

などと，当たり前のことを書いてきたが，私がこの本を訳すことを決めたのは，ある決定的な「できごと」があったからである。

ちょうど，1年位前，私は，学校における薬物の乱用防止教育の有効性について講演をすることになり，どんなプログラムが有効であるかを調べていた。アメリカには，系統的レビューを行なって，有効と認定したプログラムをModel Programsとして推奨する，公的なサイトがいくつもある。こうしたサイトを見れば，どんなプログラムが有効であるかは分かるだろうと，私は簡単に考えていた。

ところが，そうではなかった。たしかに，サイトはある。そこには，Model Programsが掲げてある。しかし，原著論文にあたってみると，怪しい論文だらけだったのである。たとえば，薬物乱用防止教育について，こうした公的サイトでは必ず推奨されている，Life Skills Training（LST）というプログラムがある。

このLSTについて，最も知られた研究は，5,954人を対象者にし，6年間，追跡を行なったというフィールド実験である。ところが，この研究を仔細に読むと，プログラム実施の質と，アウトカムが関連しているということを，「脚注」（！）で認めつつ，どういうわけか，実施の質が高かった対象者，3,684人にのみ分析を限定している。

つまり，この研究は，本書の「治療の意図（intention

to treat）に沿って結果を分析しているか」という問いに，「分析している」とは答えられない。

　また，マリファナ使用について，2つの介入群の得点（1.51点と1.54点）と統制群の得点（1.66点）の間には，統計的に有意な差はあるが，実際的には無意味である。というのは，マリファナ使用は，1点は「一度も使用したことがない」，2点は「かつて使用したことはあるが今は使用していない」を意味しており，介入しようとしまいと，平均的には，現時点では，誰もマリファナを使用していないからである。

　つまり，この研究は，本書の「自分の実務に対して，研究結果のもつ意義は何か」という問いに，「意義がある」とは答えられない。

　エビデンスに基づく医療をはじめ，さまざまなエビデンスに基づく取り組みは，こうした公的サイトが提供する，二次的なエビデンスに対する信頼のうえに成り立っている。しかし，こうした事例は，公的サイトが提供する二次的なエビデンスに，無条件の信頼を抱くのは危険であることを示している。

　一人ひとりの市民が，批判的吟味の手法を身に付けることにより，少しずつ，エビデンスに基づく社会が実現していくものと思う。本書は，その一歩である。

さくいん

あ行

アウトカム 21, 24, 79, 80, 82, 84-90, 93, 94, 96, 100-103, 105
　—を改善する 23
医学文献 3
一般化 11, 13, 58, 67, 68, 74, 76, 81, 94, 111, 128
医療専門職 3, 67, 69
因果性 84
後ろ向き 21, 114
　—（レトロスペクティブ）研究 25
疫学 128
エビデンス 35, 61-64, 71, 74, 100, 112, 114, 126, 130, 131
横断的 19
重みづけ 125, 127

か行

回答率 48, 67, 70, 71, 75
介入 22, 79-81, 83, 85, 86, 89
確率 31-34, 129
仮説 10, 32, 33, 35, 38, 39, 54, 117
　帰無— 33
価値 6, 13, 14, 23
観測値 37
感度分析 127
基準
　除外— 111
　診断— 11, 97, 111, 128
偶然の作用 29-32, 35, 59

具体的な問い 45, 67, 68, 71, 79, 80, 83, 93, 94, 97, 109, 110, 123, 124, 128
クラスター 20
繰り返し測定デザイン 38
系統的な差 30, 95
系統的レビュー 123, 127, 128, 131
ケース
　—コントロール研究 22, 24, 25, 45, 109, 110, 112-118, 126
　—コンパレータ 25
　—シリーズ研究 126
　—参照 25
　—比較 25
　—群（→治療群）
　最悪の— 48, 71
　最良の— 48, 71
欠損 49, 57, 59, 70, 82, 96, 111
研究
　一次— 123, 124, 126-130, 133
　—デザイン 19, 46, 57, 60, 62, 72, 110, 114, 118, 124, 128, 130, 133
　—の欠陥 46, 131
　—の質 9, 58, 64, 123, 126, 129, 133
　—方法 17, 19, 20, 22, 35, 42, 45, 47, 53, 71, 74, 114, 123, 126, 131, 132
　—目的 10, 12, 47, 54, 79, 110, 114, 118
　先行— 4, 10, 53, 63, 76, 90, 105,

119, 134
検定力　55, 127
効果サイズ　35, 54, 55, 60, 94, 97, 98, 104, 128, 130
考察　9, 13, 14, 55
効能　23
広範なレビュー　128
公表　45, 46, 53, 123, 129
　未―　129, 130
交絡　42, 61, 110, 116, 117, 119
誤差　55
コホート研究　19-25, 35, 45, 79, 84, 85, 87, 89, 126
コミュニティ調査　86
コントロール群（→統制群）
コンピュータ検索　125

さ行

サーベイ　18-20, 24, 38, 45, 67, 68, 70-75, 114, 126
サブグループ分析　39
サンプル　18, 19, 29, 38, 58, 67-70, 72-75, 81, 125
　―サイズ　53, 54, 60, 75, 89, 104, 118
　ランダム―　19, 69
質問紙法　67
尺度　55, 56, 80, 82, 84, 86, 89, 101
　代替的な―　100
　短期的な―　100
抄録誌　5
信頼区間　34-36, 60, 62
信頼性　11, 39, 53, 55, 56, 75, 89, 104, 118
選択的　73, 74, 111, 114

層化　20
想起　41
測定　11, 29, 37, 38, 41, 53, 55-59, 72, 75, 80, 82, 83, 85, 86, 89, 101, 104, 116, 118
　―方法　55

た行

対象者数　59
対数　37
タイトル　9
多重（有意性）検定　101, 117
妥当性　11, 53, 55, 56, 68, 69, 75, 86, 89, 104, 110, 118
ダブルブラインド（→二重盲検法）
チェックリスト　6, 14, 17, 45, 46, 53, 126
中央値　58
抽出　19, 69, 73, 81
治療
　―群　94, 96, 98-102, 105, 109, 112-114, 117
　―の意図　94, 102, 105
データ（「入手」も参照）
　基本的な―　53, 58, 75, 90, 105, 118, 133
　―浚渫　110, 117, 119
　―ベース　125
統計
　―手法　11, 30, 38, 53, 56-58, 75, 89, 104, 117, 118, 127, 130, 133
　―的検定　29, 32-39, 56, 74, 130
　―的有意性　29, 53, 59, 60, 73, 76, 90, 105, 117, 119
　―的有意性検定　54, 73

さくいん

　　―分析　56, 99, 101
等質　101
統制群　19, 20, 24, 25, 47, 79, 81, 85, 86, 89, 109, 110, 112-115, 117, 118
図書館　3-5

な行

二重盲検法（ダブル・ブラインド）　23
入手　18, 36, 67, 69, 73, 75, 82, 97, 110, 112, 113, 115, 118, 129, 130

は行

バイアス　40-42, 48, 49, 57, 61, 70, 73, 82, 83, 94, 96, 99, 101-104, 110, 111, 113-115, 119, 123, 125, 130
　監督―　115
　公表―　124, 129, 133
　誤分類―　115
　選択―　68, 73, 76
曝露　61, 80, 81, 83-87, 89, 113
　―群　81, 83
はじめに　9, 10, 12, 14
外れ値　36, 37, 40
ハンドサーチ　125
P 値　32-36, 56, 60, 117
比較群　19, 20
非独立性　38
批判的吟味　13, 14, 17, 29, 45, 74
標準的な問い　45, 46, 67, 73, 79, 93, 109, 123
標準偏差　58
不均質性　124, 130, 131, 133

副作用　22, 83, 94, 102, 103, 105
プラシーボ・コントロール　23
ブラック・ボックス分析　39
プロスペクティブ（→前向き）
文献検索　3-5
分析
　単純な―　40, 57, 58
　複雑な―　11, 40, 57
平均値　37
ベースライン　94, 101, 105
変数　38, 42, 116
方法　9-11, 38, 54, 56, 59, 72
母集団　18, 67, 68
本質的な問い　45, 47, 67, 68, 74, 75, 79, 80, 89, 93-95, 99, 104, 109, 110, 114, 118, 123, 124, 133

ま行

前向き（プロスペクティブ）　21
無回答　48, 49, 70, 71, 74
メタ・アナリシス　123, 127, 131
面接法　67, 113
盲検法　93, 94, 96, 99, 104, 113（「二重盲検法」も参照）
網羅的　128

や行

有意でない知見　53, 62, 76, 90, 105, 119
有効性　23, 93, 100
郵送法　48, 113
歪み　37, 40
要因　41, 42, 56, 58, 69, 80, 87, 88, 97, 101, 109, 112-117
要旨　9, 13

要約　9
用量 - 反応関係　61
予後　84, 101, 128
予備的研究　57, 72
四分位範囲　58

ら行
乱数　69, 95
ランダム
　準一化　95
　一化　30, 94, 95, 98, 104
　一化コード　98
　一化比較試験　47
　一サンプリング　19
　一セレクション　24
　一割付け　23, 101
臨床
　一試験　20-25, 30, 32, 34, 35, 39,
　　45, 62, 84, 93, 95, 98, 104, 126
　一的意義　45, 60
　一的できごと　80
レトロスペクティブ（→後ろ向き）
レビュー論文　4, 45, 123, 124, 131-133
ローデータ　36, 124

【訳者略歴】

津富 宏（つとみ・ひろし）

1988年ウィスコンシン大学マディソン校社会学部修士課程修了。
法務省多摩少年院，法務省矯正局，法務総合研究所国際連合研修協力部を経て，2002年より，静岡県立大学国際関係学部准教授。
主要論文：「犯罪者処遇は有効である」（『犯罪と非行・110』(1996)所収），「刑罰化の時代に」（『国際関係・比較文化研究・1-1』(2002)所収），「メタ・アナリシスの技法」（立田慶裕編『教育研究ハンドブック』世界思想社(2005)所収）），「自己申告式の調査」（森丈弓との共著）（浜井浩一編著『犯罪統計入門－犯罪を科学する方法』日本評論社(2006)所収），「犯罪社会学」（宇都宮京子編『よくわかる社会学』ミネルヴァ書房(2006)所収）他多数。

医療専門職のための
研究論文の読み方　批判的吟味がわかるポケットガイド

2007年9月25日　発行
2020年6月10日　六刷

著　者――イアン・K・クロンビー
訳　者――津富　宏
発行者――立石正信

発行所――株式会社　金剛出版
〒112-0005　東京都文京区水道1-5-16
電話03-3815-6661　振替00120-6-34848

印刷・製本――新津印刷

ISBN978-4-7724-0988-9　C3047　　Printed in Japan © 2007

治療的アセスメントの理論と実践
クライアントの靴を履いて

［著］=S・E・フィン ［訳］=野田昌道 中村紀子

●A5判 ●上製 ●368頁 ●本体 **4,500**円+税

テストからフィードバックを経て査定者が治療者になる
ヒューマニスティックな治療的アセスメントの
実践と方法を学ぶ。

精神疾患診断のエッセンス
DSM-5の上手な使い方

［著］=A・フランセス ［訳］=大野 裕 中川敦夫 柳沢圭子

●四六判 ●並製 ●280頁 ●本体 **3,200**円+税

DSM-5の診断基準は患者の役に立つように
柔軟に活用していくことが必要になる。
DSM-5活用のためのサブテキスト。

認知行動療法・禁煙ワークブック
Re-Freshプログラム

［著］=原田隆之

●B5判 ●並製 ●120頁 ●本体 **2,000**円+税

「わかっちゃいるけどやめられない」喫煙の驚くべき科学的解決。
ニコチン依存への治療効果が証明された
認知行動療法ワークブック。

犯罪学 新版
理論的背景と帰結

［著］＝J・ロバート・リリーほか　［監訳］＝影山任佐

●B5判　●上製　●496頁　●本体 **12,000**円＋税

本書は、犯罪学理論について，
主に犯罪社会学の視点から，誕生，成立過程を含め，
最新の理論，将来的展望までを丁寧に解説する。

PTSDハンドブック
科学と実践

［編］＝M・J・フリードマンほか　［監訳］＝金 吉晴

●B5判　●上製　●560頁　●本体 **12,000**円＋税

PTSDの科学的，臨床的，文化的テーマを
最新の研究成果と実践に基づいて網羅的に解説した
最良の信頼できる参考書。

研修医・コメディカルのための
精神疾患の薬物療法講義

［編著］＝功刀 浩

●A5判　●並製　●208頁　●本体 **3,600**円＋税

薬を知るならこの一冊！
名精神科医がやさしくしっかり教える，
精神科医療従事者必携の精神科治療薬パーフェクトガイド！

事例でわかる
心理検査の伝え方・活かし方

［編著］＝竹内健児

●A5判 ●並製 ●226頁 ●本体 **3,400**円＋税

心理検査後の結果の「伝え方」と「活かし方」を，
多様な現場の事例とコメントから学ぶ。
臨床の幅を広げるスキルアップの書。

事例でわかる心理学のうまい活かし方
基礎心理学の臨床的ふだん使い

［編］＝伊藤絵美 杉山 崇 坂本真士

●四六判 ●並製 ●255頁 ●本体 **2,800**円＋税

ケーススタディで学ぶ基礎心理学の臨床応用。
附録・心理学単語集で心理学用語を整理しながら
臨床力のバージョンアップを図る。

モティベーションをまなぶ12の理論
ゼロからわかる「やる気の心理学」入門！

［編］＝鹿毛雅治

●四六判 ●並製 ●384頁 ●本体 **3,200**円＋税

ビジネスから学習，友人関係から家族関係まで，
自由意志神話と根性論に支えられてきたモティベーション論を
最新心理学理論で語りなおす。

精神科臨床における心理アセスメント入門

[著]=津川律子

●四六判 ●上製 ●240頁 ●本体 **2,600**円+税

クライエントとセラピストの間に築かれる
立体的な心理アセスメントを論じた，
これまでになかった心理アセスメントの必携書。

ヒルガードの心理学 第16版

[編]=S・N・ホークセマほか [監訳]=内田一成

●B5判 ●上製 ●280頁 ●本体 **22,000**円+税

世界各国の心理学の注目すべき動向が盛り込まれ，
DSM-5への改訂も追加された，
心理学を学ぶためのバイブル。

臨床実践のための
質的研究法入門

[著]=J・マクレオッド [監修]=下山晴彦

●A5判 ●並製 ●304頁 ●本体 **3,800**円+税

カウンセリングや心理療法における
質的研究に用いられてきた方法の紹介をはじめ，
実際に質的研究を行なう際のポイントを詳説する。

初心者のための
臨床心理学研究実践マニュアル 第2版

[著]=津川律子　遠藤裕乃

●A5判 ●並製 ●200頁 ●本体 **2,600**円+税

臨床心理士や臨床心理学を志す読者に向けて
「研究の進め方と論文の書き方」を解説した
好評既刊マニュアル第2版。

わかりやすいMMPI活用ハンドブック
施行から臨床応用まで

[監修]=日本臨床MMPI研究会　[編]=野呂浩史ほか

●B5判 ●並製 ●300頁 ●本体 **3,800**円+税

パーソナリティ検査として
ロールシャッハ・テストと双璧をなす
MMPI（ミネソタ多面式人格目録）の臨床応用ガイドブック。

臨床現場で活かす！
よくわかるMMPIハンドブック 基礎編

[監修]=日本臨床MMPI研究会　[編]=野呂浩史ほか

●A5判 ●並製 ●188頁 ●本体 **3,400**円+税

クライエントのパーソナリティを高解像度で解き明かす
MMPI（ミネソタ多面人格目録）の基礎・施行法・臨床応用を
わかりやすく解説した実践ガイド。